ELISABETH LANGE

PALEO-DIÄT
FÜR EINSTEIGER

Die neue
STEINZEITKÜCHE –
pur genießen,
gesund abnehmen

PALEO – DER neue Weg

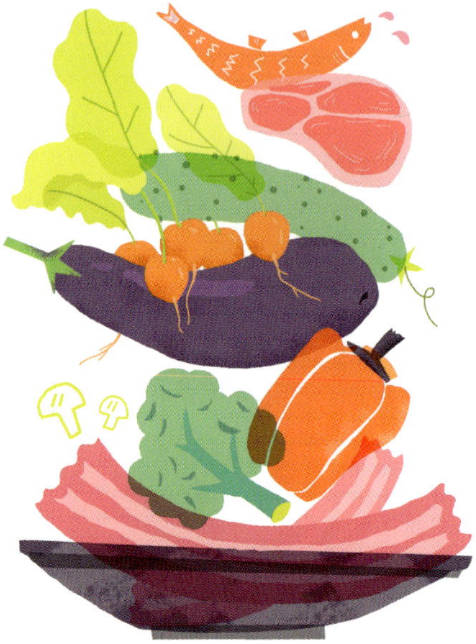

PALEO-DIÄT im Alltag

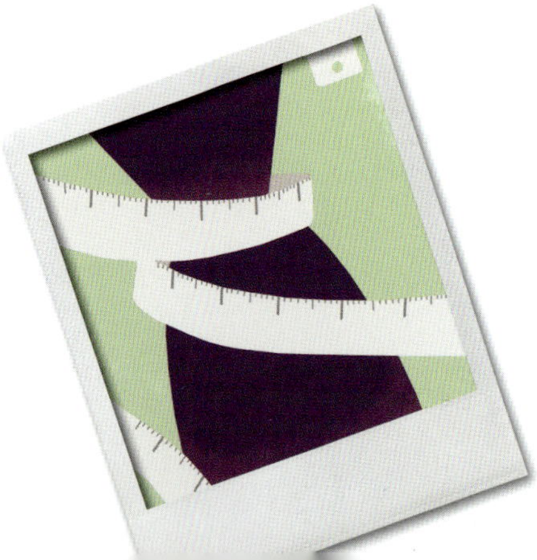

Paleo-Power REZEPTE

ZUM NACHSCHLAGEN

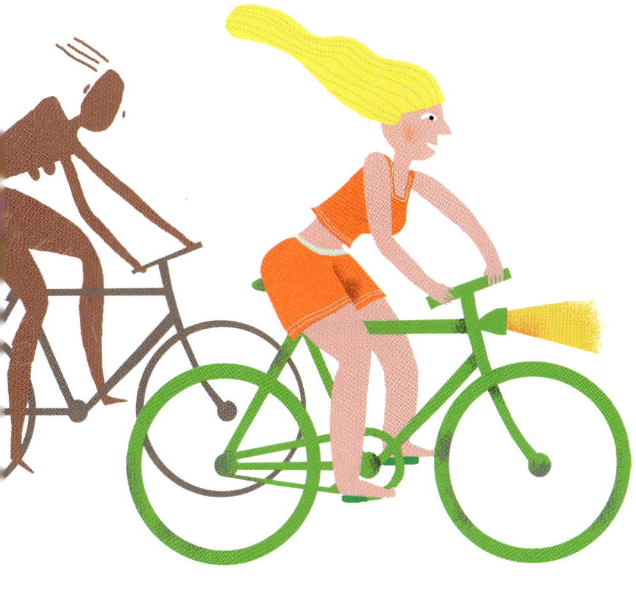

QUALITÄTS G|U GARANTIE

DIE GU-QUALITÄTS-GARANTIE

Wir möchten Ihnen mit den Informationen und Anregungen in diesem Buch das Leben erleichtern und Sie inspirieren, Neues auszuprobieren. Bei jedem unserer Produkte achten wir auf Aktualität und stellen höchste Ansprüche an Inhalt, Optik und Ausstattung. Alle Informationen werden von unseren Autoren und unserer Fachredaktion sorgfältig ausgewählt und mehrfach geprüft. Deshalb bieten wir Ihnen eine 100%ige Qualitätsgarantie.

Darauf können Sie sich verlassen:
Wir legen Wert darauf, dass unsere Gesundheits- und Lebenshilfebücher ganzheitlichen Rat geben. Wir garantieren, dass:

- alle Übungen und Anleitungen in der Praxis geprüft und
- unsere Autoren echte Experten mit langjähriger Erfahrung sind.

Wir möchten für Sie immer besser werden:
Sollten wir mit diesem Buch Ihre Erwartungen nicht erfüllen, lassen Sie es uns bitte wissen! Nehmen Sie einfach Kontakt zu unserem Leserservice auf. Sie erhalten von uns kostenlos einen Ratgeber zum gleichen oder ähnlichen Thema. Die Kontaktdaten unseres Leserservice finden Sie am Ende dieses Buches.

GRÄFE UND UNZER VERLAG
Der erste Ratgeberverlag – seit 1722.

VORWEG

Paleo? Schon wieder was Neues? Nein, was Altes ...

Vor einigen Jahren bin ich Menschen begegnet, die noch heute so leben wie unsere frühen Vorfahren. Es war 2011, in Afrika, am Rande der Kalahari. Zur verabredeten Zeit erschienen sie leise wie aus der Tiefe der Zeit hervorgelockt. Unsere kleine Reisegruppe betrachtete sie neugierig, sie uns amüsiert. Vor uns standen grazile, sehnig-schlanke Ureinwohner der Savanne. Freundlich gewährten sie uns für ein paar Stunden Einblick in ihre Lebensweise, und beim Abschied fragten sie, ob sie unser Alter erraten dürften. Höflich machten sie jeden von uns exakt zwei Jahre jünger als er war. »Wir erkennen das Alter am Körper, nicht am Gesicht«, sagten sie. Uns schienen ihre Körper dagegen alterslos, und wir schätzten sie durchweg 20 Jahre jünger, als sie wirklich waren.

Eindrucksvolle Fährtenleser und Kenner ihrer Pflanzenwelt: Noch heute leben einige Angehörige der San wie ihre Vorfahren vor 40 000 Jahren.

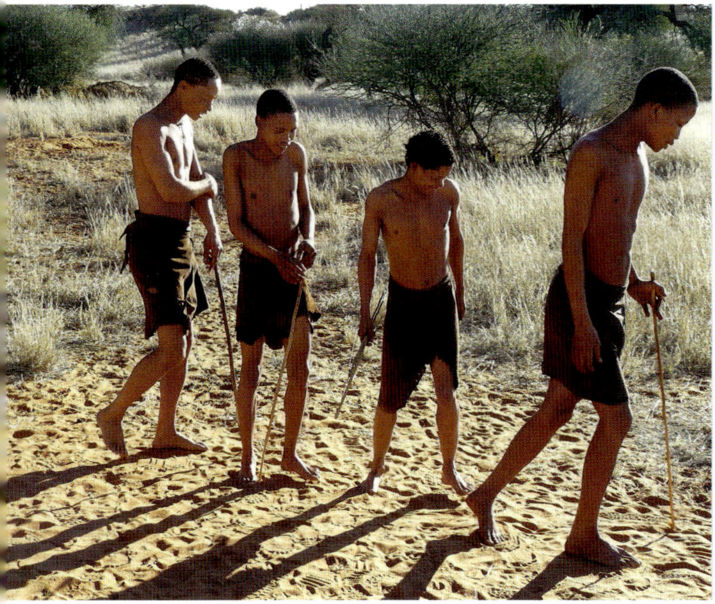

Seit dieser außergewöhnlichen Begegnung fasziniert mich auch das Leben der steinzeitlichen Jäger und Sammler. Und manchmal frage ich mich, ob wir mit all unseren noch so gut begründeten Ernährungsregeln nicht total auf dem Holzweg sind. Denn auch bei denen, die sich bewusst ernähren, zeigt die Waage oft genug immer mehr Pfunde an. Unsere Kalorienzufuhr sinkt, aber das Übergewicht steigt. Bislang hatte die Wissenschaft dafür keine Erklärung. Nun sind die Forscher unseren Genen auf der Spur. Und ihre aktuellen Erkenntnisse zeigen, wie sehr die Begründer der Paleo-Idee im Recht waren. Bereits 1985 beschrieben der Anthropologe Melvin Konner und der Mediziner S. Boyd Eaton, warum unser in Millionen Jahren entstandener Stoffwechsel mit modernen Ernährungsgewohnheiten nicht klarkommt und warum chronische Erkrankungen die Folge sind. Deutsche Ernährungsexperten haben die US-Wissenschaftler für solche Aussagen immer wieder kräftig abgewatscht. Bei dem Gedanken, so wie unsere frühen Vorfahren auf Getreide und Milch verzichten zu müssen, waren die Professoren wahrscheinlich genauso erschrocken wie ich. Schließlich lebe ich praktisch von Milchkaffee, Käsebroten und Pasta mit Parmesan. Wie soll es ohne gehen? Mit Fleisch?

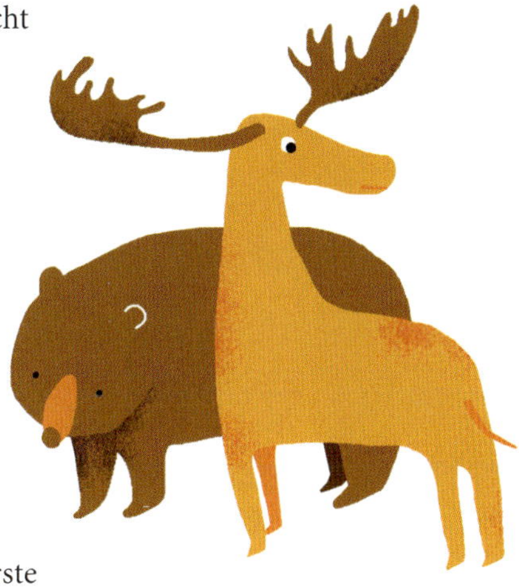

NEUE GESCHMACKSWELTEN

Zugegeben, nachdem ich mit »Fleischlos glücklich« das erste populäre vegetarische Kochbuch hierzulande verfasst und 20 Jahre vegetarisch gelebt habe, bin ich vor einigen Jahren ausgestiegen. Mit Fleisch ist es einfach leichter, ohne allzu viele Kalorien auf die nötigen Eiweiß- und Vitaminmengen zu kommen. Schließlich kämpfe auch ich seit Teenagerzeiten gegen überschüssige Pfunde. Jetzt also Paleo. Diese Art zu essen führt in spannende neue Geschmackswelten und scheint doch merkwürdig vertraut – besonders der Duft von Knochenbrühe in der Küche. Alle, die reinkommen, fragen: Was kochst du? Es riecht so gut!
Seit Paleo gehe ich anders durch Supermärkte. Auf meinen ersten Milchkaffee habe ich mich nach vier Wochen Enthaltsamkeit wie verrückt gestürzt. Doch jetzt trinke ich ihn seltener, auch die belegten Brote und die üppigen Pastateller sind nicht mehr ganz so verlockend. Dafür reizen mich die neu entdeckten Paleonüsse, leise brutzelnde Braten, Blüten, Kräuter und prächtig bunte Gemüsesaucen. Ich versuche, echte Vielfalt auf jeden Teller zu bringen, und ich würze mutiger als früher. Also Vorsicht: Paleo könnte auch Ihr Leben verändern.

Moderne Nebenwirkungen eines uralten Lebensstils: weniger Hunger, mehr Taille.

Elisabeth Lange

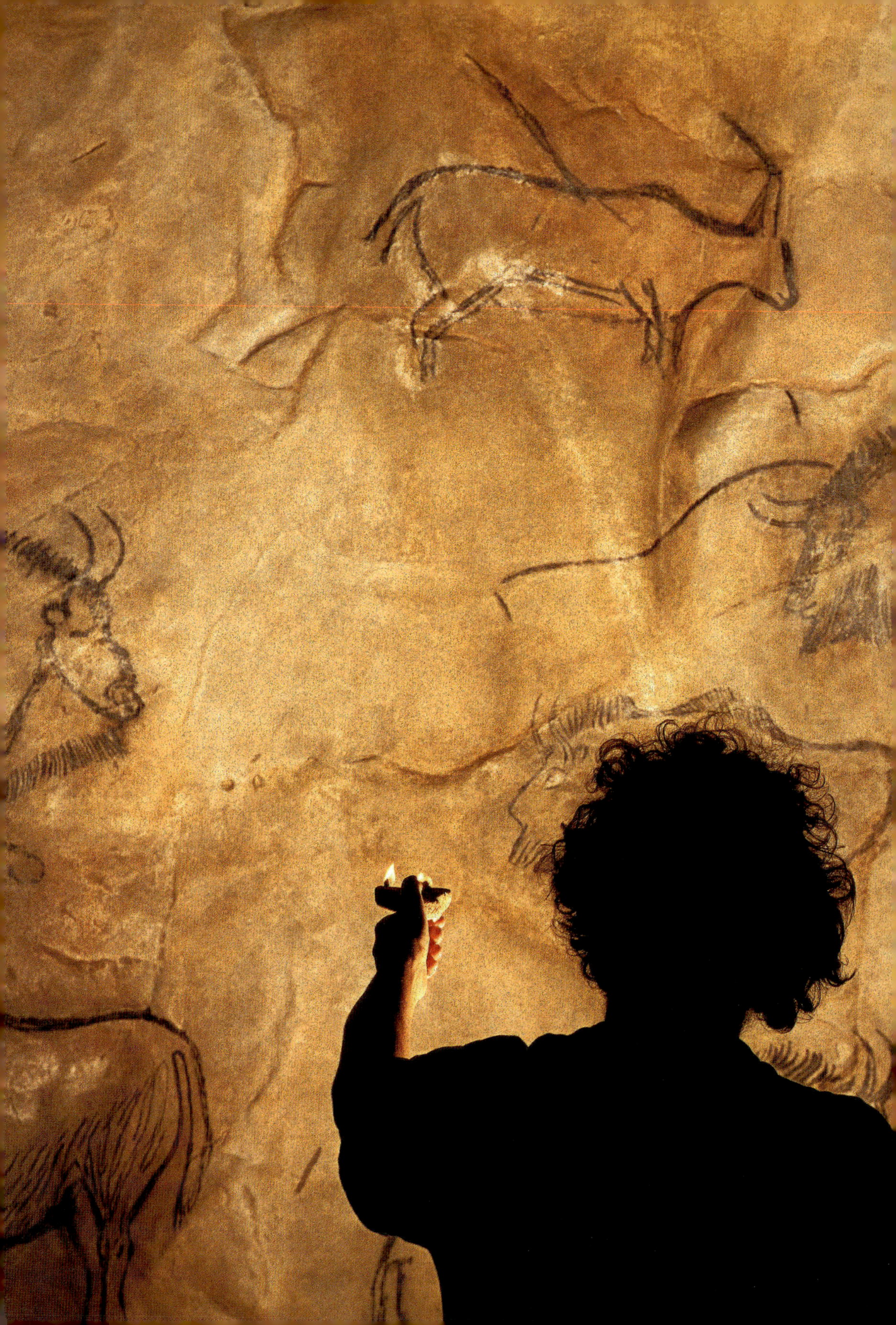

PALEO – DER NEUE WEG

Wer abnehmen möchte,
steht vor der ewig gleichen Frage:
WAS SOLL ICH ESSEN UND TRINKEN?
Was macht schlank und hält leistungsfähig?
Was muss auf den Teller?
Was braucht mein Körper
wirklich?
Was hält Kopf und Glieder gesund?
Die Paleo-Diät gibt darauf
KLARE ANTWORTEN.
Sie stammt aus der Tiefe der Zeit, aber sie zeigt uns einen
GANZ NEUEN WEG.
Denn immer mehr Forscher entdecken, welche
Vorzüge diese natürliche Ernährungsweise
bietet. Paleo macht das Beste
aus unseren ererbten Anlagen.

DIE PALEO-DIÄT – WAS IST DAS? GUT ESSEN, SATT WERDEN, ABNEHMEN

Iss nur, was aus der Natur kommt. So könnte man die Ernährungsweise der Paleo-Diät knapp zusammenfassen. Bei den täglichen Mahlzeiten stehen Gemüse, Kräuter, Früchte, Nüsse und Samen im Mittelpunkt.

Die Grundsätze der Paleo-Diät reichen weit in die Geschichte der Menschheit zurück. Gegessen wird nur, was bereits unsere steinzeitlichen Vorfahren kannten, die als Jäger und Sammler im Paläolithikum (Beginn vor etwa 2,5 Millionen Jahren) lebten. US-Amerikaner, immer gut für eingängige Kürzel, gaben dieser Urform unserer Ernährung den Namen Paleo-Diät.

Regeln auf den Kopf gestellt

Während Prominente die Paleo-Diät als ideale Chance zum Abnehmen feiern, stößt sie bei den Kritikern auf Ablehnung. Und tatsächlich stellt sie eine Menge Regeln der klassischen Ernährungswissenschaft auf den Kopf. Die Paleo-Anthropologie, also der Forschungszweig, der sich mit der Frühgeschichte der Menschheit beschäftigt, ist ohnehin reich an Kontroversen. So hielten Wissenschaftler die Menschen der Steinzeit lange Zeit für bedauernswerte Wesen, die sich, in rohe Felle gekleidet, auf der Flucht vor wilden Tieren frierend und hungernd in ihre Höhlen duckten. Neuere Untersuchungen an Funden aus der Jäger-und-Sammler-Zeit und Vergleiche mit den späteren sesshaften Bauern ergaben jedoch ein ganz anderes Bild: Unsere steinzeitlichen Vorfahren waren besser ernährt, wurden älter, waren seltener krank und im Schnitt sogar größer als ihre bäuerlichen Nachkommen. Mit durchschnittlich 1,78 Meter waren europäische Paleo-Männer mindestens so hochgewachsen wie der deutsche Durchschnittsmann heute. Dasselbe gilt auch für Frauen dieser Zeit. Sie glichen mit 1,65 Meter Körpergröße dem weiblichen Durchschnittsmaß in Deutschland.

Wilde Lust!

Auch ein Blick auf die Lebensweise von Menschen, die noch heute als Jäger und Sammler leben, ist spannend. Viel lernen kann man zum Beispiel von den San, die als altsteinzeitliches Jäger-

Sammler-Volk seit über 40 000 Jahren im südlichen Afrika zu Hause sind. Die schlanken, feingliedrigen Frauen behalten selbst im fortgeschrittenen Alter ihren jugendlichen Körperbau. Sie sammeln neben den protein- und kalorienreichen Mongongonüssen weit über 100 verschiedene Pflanzen in einer so lebensfeindlichen Umgebung wie der Kalahari-Wüste. Ihre Männer jagen selbst große Tiere wie etwa Giraffen mit dem Bogen. Ebenso wie unsere europäischen Vorfahren aus der Steinzeit sind die San beeindruckend intelligent und besitzen vielfältige Fähigkeiten und Kenntnisse. Ihr Gehirn funktioniert kein bisschen schlechter als unseres, vielleicht sogar besser. Denn es gibt Hinweise, dass unser Gehirn inzwischen sogar ein bisschen geschrumpft sein könnte.

Wer sich von den Essgewohnheiten und dem klugen Lebensstil unserer frühen Vorfahren inspirieren lässt, ist auf dem besten Weg zur guten Figur. Zwei Drittel Gemüse und Obst, der Rest mageres Fleisch, Fisch und Eier. So die Kurzfassung der Paleo-Diät.

EIN NEUES BILD VON UNSEREN VORFAHREN

Begegneten wir einem Steinzeitpaar auf der Straße, modern gestylt in Jeans und T-Shirt, die beiden würden uns nicht weiter auffallen. Wenn ihnen dennoch unsere Blicke folgten, dann nur deshalb, weil sie mit ihren schlanken, durchtrainierten Körpern so verdammt gut aussähen. Sie hätten eine fabelhafte Figur, gute Haut und viel gesündere Zähne als wir. Kein Wunder, schließlich waren die einzigen Süßigkeiten, die sie kannten, Früchte und Honig. Zwei Drittel der Nahrung bestand fast immer aus Pflanzen, der Rest aus magerem Wildfleisch, Fisch und Eiern. Doch es gab auch schlechte Zeiten und keine festgefügte Steinzeiternährung! Immerhin sprechen wir von einem Zeitraum von rund 2,5 Millionen Jahren.

Immer neue Bedingungen

Unser direkter Vorfahr, der »kluge« Homo sapiens, existiert seit 200 000 Jahren auf der Erde. In dieser Zeit änderte sich das Klima oft und damit auch die Lebensweise der Bewohner. Sie aßen alles, was sie bekommen konnten, aber Rohköstler waren sie nicht. Schon vor 500 000 Jahren brannte täglich ein Lagerfeuer, an dem geschmort, gegrillt und gebraten wurde. Ohne die Fähigkeit zu kochen, wären wir nicht zu dem geworden, was wir heute sind. Oft lebten die Menschen notgedrungen eine Zeit lang vegetarisch, dann wieder gab es reichlich Fleisch. Der Anteil pflanzlicher und tierischer Lebensmittel schwankte. Was gegessen wurde, entsprach vor allem den örtlichen und den klimatischen Gegebenheiten. Die meisten Menschen siedelten an Bächen, Flüssen, Seen oder am

MEILENSTEINE

Millionen Jahre lang wanderten unsere Vorfahren als Jäger und Sammler durch die Welt, bis sie vor 10 000 Jahren sesshaft wurden. Ackerbau und Vorratshaltung veränderten ihr Leben – für immer.

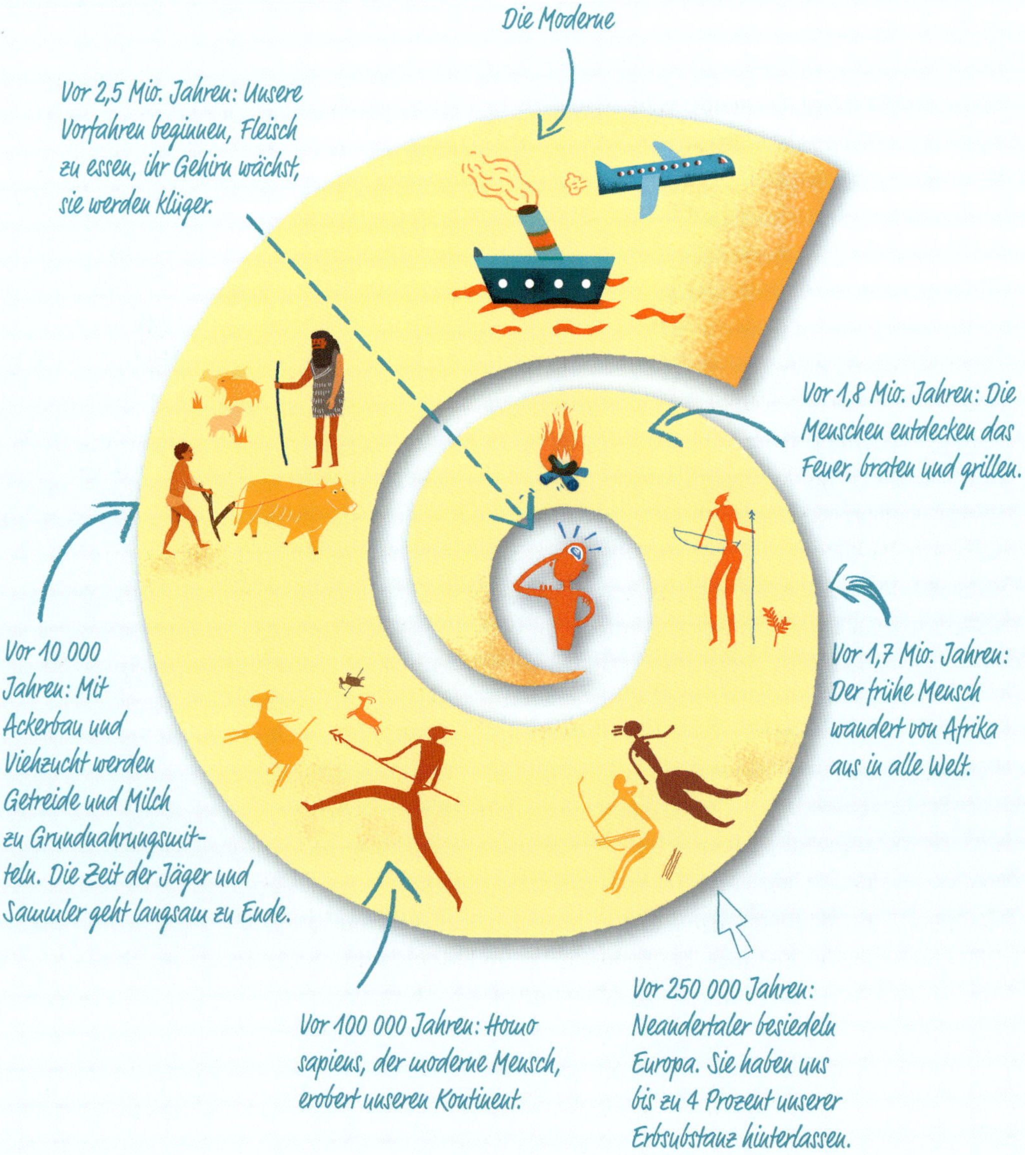

Die Moderne
Vor 2,5 Mio. Jahren: Unsere Vorfahren beginnen, Fleisch zu essen, ihr Gehirn wächst, sie werden klüger.
Vor 1,8 Mio. Jahren: Die Menschen entdecken das Feuer, braten und grillen.
Vor 1,7 Mio. Jahren: Der frühe Mensch wandert von Afrika aus in alle Welt.
Vor 10 000 Jahren: Mit Ackerbau und Viehzucht werden Getreide und Milch zu Grundnahrungsmittteln. Die Zeit der Jäger und Sammler geht langsam zu Ende.
Vor 100 000 Jahren: Homo sapiens, der moderne Mensch, erobert unseren Kontinent.
Vor 250 000 Jahren: Neandertaler besiedeln Europa. Sie haben uns bis zu 4 Prozent unserer Erbsubstanz hinterlassen.

Meer. Sie wussten, welche Fische, Krustentiere, Muscheln und Algen bekömmlich waren. In den Tundren fanden sie Wurzeln, Wildgemüse, Vogeleier und Samen. Die Wälder boten Blätter, Sprossen, Beeren, Honig, Pilze, Nüsse und Baumsamen. Klar, unsere Vorfahren sammelten auch Samen von Getreidegräsern, aber im Vergleich zu modernen Essgewohnheiten waren dies nur kleine Mengen.

Steinzeitmenschen leben länger

Immer wieder heißt es, was unsere Urahnen gegessen haben, sei schon deshalb nicht so wichtig, weil sie sowieso nicht älter wurden als 25 Jahre. Weit gefehlt. Entgegen aller Vorurteile konnte der Steinzeitmensch mit einer guten Lebenserwartung rechnen. Wer nicht als Kind starb, zur Beute eines Raubtiers wurde oder durch einen Unfall umkam, wurde ähnlich alt wie wir. Jedenfalls war das Risiko der Steinzeitmenschen, durch ansteckende Krankheiten, Diabetes oder Herzinfarkt zu sterben, extrem gering. Ob auch ihre Krebsraten niedriger waren als heute? Das ist wahrscheinlich, aber nicht sicher, sagen Experten. Hungersnöte mussten Jäger und Sammler jedenfalls seltener überstehen als die späteren Ackerbauern. Auf ihren Wanderungen fanden sie auch in schlechten Zeiten immer wieder neue Nahrungsquellen, während die Bauern auf ihrer Scholle festsaßen. Fiel die Ernte aus, starb die Kuh, dann gab es kaum einen Ausweg. Was die Qualität der Nahrung und die Lebensqualität angeht, war der Ackerbau eindeutig ein Rückschritt. Warum? Weil unsere jagenden und sammelnden Vorfahren viel abwechslungsreicher aßen, weniger arbeiten mussten und entspannter lebten als die späteren Bauern.

Runter mit den Pfunden: Werden auch kohlenhydratreiche Lebensmittel wie Brot, Müsli, Pasta und Milchprodukte vom Speisezettel gestrichen, entsteht ganz von selbst ein Kaloriendefizit, das Fettpolster rapide schwinden lässt.

Wir essen einseitig. Beinahe jeder von uns. Bei einer Auswahl von mehr als 20 000 Produkten in unseren Supermärkten klingt das ziemlich verrückt. Sieht man jedoch genauer hin, woraus die überwältigende Mehrheit moderner Mahlzeiten besteht, stellt man fest, dass rund 70 bis 80 Prozent unserer täglichen Kalorien von drei Grundzutaten stammen: Getreide, Zucker und Milch. Wir rühren Joghurt ins süße Müsli, legen Käse aufs Brot, essen Pizza mit Mozzarella. Wir servieren Pasta mit Sahnesauce und bestreuen sie mit Parmesan, und wir lieben Kuchenstücke mit Crème oder Schlagsahne. Klar, wir essen auch Obst und Gemüse aus aller Welt. Doch im Vergleich zu unseren frühen Vorfahren ist der Anteil bedauerlich klein und die Vielfalt der Pflanzen gering.

STEINALT UND ULTRA ANGESAGT
WAS SAGEN DIE FORSCHER ZU PALEO?

Wissenschaftler werden immer neugieriger auf die Essgewohnheiten unserer Vorfahren und stöbern dafür in unseren Genen. Der Blick zurück erweist sich heute als richtungsweisend für die moderne Forschung.

Noch sind die Erkenntnisse lückenhaft, doch sie bewegen bereits manchen Vertreter konservativer Ernährungsregeln zur Rolle rückwärts. Alles spricht nämlich dafür, dass unser Steinzeit-Stoffwechsel den Mix, der heute täglich in unseren Mägen landet, oftmals unbekömmlich findet. Geschätzte 40 Prozent der Deutschen leiden unter einem empfindlichen Zucker- und Fettstoffwechsel. Oft ohne zu wissen sind hierzulande 8 bis 15 Millionen Menschen an Diabetes erkrankt.

Jetzt kommt's dicke

Als Ausweg empfehlen US-Fachleute ein Sparprogramm für Zucker, Weißbrot und andere »schnelle« Kohlenhydrate. Sie haben erkannt, dass die jahrzehntelange Knauserei mit jedem Gramm Fett eher dick als dünn macht! Denn Magerkost allein besänftigt den Hunger nicht. Der unzufriedene Esser weicht einfach auf Kohlenhydrate aus und braucht größere Portionen, um endlich ein Gefühl der Sättigung zu erleben. Die Zahlen beweisen es: US-Amerikaner haben in den vergangenen Jahrzehnten weniger Fett gegessen, sich dafür aber immer größere Portionen auf den Teller geladen. Seit 1980 wuchs ihr Appetit durchschnittlich um 400 bis 600 Kalorien. Damit aßen sie am Ende von allem mehr: mehr Fett, mehr Kohlenhydrate und auch mehr Proteine.

Dick ist das neue Normal

Inzwischen ist auch konservativen Wissenschaftlern klar: Wer sich hauptsächlich an Kohlenhydraten aus Backwaren und Fertigprodukten satt isst, dessen Körpergewicht steigt. Irgendwann geht der Blutdruck in die Höhe und es zeigen sich immer mehr Anzeichen für schleichende Entzündungen im Blut. Diese Veränderungen sind besonders deutlich, wenn man wie die meisten von uns den ganzen Tag am Schreibtisch sitzt und den Abend vor dem Fernseher verbringt. Je weniger die Muskeln gefordert werden, desto empfindlicher reagiert unser Körper auf eine Überfülle kohlenhydratreicher Lebensmittel, die den Blutzucker schnell in die Höhe treiben. Führende US-Forscher wie die Professoren Michael L. Dansinger und Ernst J. Schaefer aus Boston raten inzwischen: Je ausgeprägter die Stoffwechselprobleme, desto weniger Kohlenhydrate. Dieser Meinung ist auch Loren Cordain, Professor für Gesundheitswissenschaften an der Colorado State Universität. Er ist der wichtigste wissenschaftliche Vertreter der Paleo-Diät und sieht die Hauptursache unserer heutigen Probleme im Getreide.

Nichts geht mehr ohne »Grünfutter«. Und wenn sich zwischendurch echter Hunger meldet, darf man seelenruhig Nüsschen knabbern.

Wenn Brot Bauchweh macht

Entwicklungsbiologisch betrachtet, stellen Mehl, Flocken und Backwaren für die Menschheit vollkommen neuartige Grundnahrungsmittel dar. Professor Cordain ist deshalb überzeugt, dass unser Körper die kohlenhydratreichen Körner nur in kleinen Mengen verträgt. Erforscher vergangener Zeitalter wie etwa Paläontologen halten dagegen. Ihrer Meinung nach ermöglichte erst

Mach das!

Paleo-Gebrauchsanleitung

Eine Diät für Helden: Wer sich auf Paleo einlässt, verliert seine überschüssigen Pfunde zügig und auf supergesunde Weise. Paleo macht schön, clever, straff und taff. Doch dann heißt es tapfer sein: Alle gewohnten Sättigungsbeilagen sind tabu. Vor allem unser geliebtes deutsches Butterbrot plus Pommes, Pizza und Pasta, dazu die Topseller aus Backshops und Imbissläden, sie alle haben Pause. Fertiggerichte gehen auch nicht. Denn alle, wirklich alle Milch- und Getreideprodukte sind gestrichen. Zucker sowieso. Weniger Kohlenhydrate, weniger Hunger: Dafür wird man endlich mal wieder richtig satt! Man muss nicht mehr jedes Fieselchen Fett vom Fleisch abschneiden, gönnt sich öfter mal ein prächtiges Stück Wild, bringt wieder so viele Eier auf den Teller, wie man mag, und genießt ansehnliche Portionen Fisch.
Das Allerwichtigste jedoch: Ab sofort wird jede Menge Gemüse gegessen. Pfundweise, kiloweise! Auch Kräuter und Gewürze stehen ganz oben auf der Einkaufsliste. Für die süße Lust gibt es Obst, frisch oder getrocknet, und ab und zu ein Löffelchen Honig.
Also, was wir sonst als nette bunte Deko auf dem Teller geduldet haben, rückt schon frühmorgens in den Mittelpunkt: Früchte, Gemüse und Nüsse werden zum bunten Müsli. Und Abwechslung ist oberstes Gebot.

der Anbau von Weizen, Roggen und anderer Getreidepflanzen eine moderne menschliche Gesellschaft. Natürlich stimmt beides. Ohne die Erfahrung, dass Getreidekörner essbar sind, wären die Nachfahren steinzeitlicher Jäger und Sammler als Ackerbauern nicht darauf gekommen, deren Samen auszusäen.

Doch erst seit etwa 50 Jahren ist das Angebot an Lebensmitteln aus weißem Mehl so groß, dass die Nachteile unserer Riesenlust auf Brot und Kuchen in den Vordergrund treten. Das hat niemand so akribisch zusammengetragen wie Loren Cordain. Vor allem das Unvermögen vieler Menschen, mit den »giftigen«, im Fachjargon »antinutritiv« genannten Anteilen des Getreides klarzukommen, deutet für den Paleo-Papst darauf hin, dass uns der heute übliche, gewaltige Getreidekonsum schadet. Tatsächlich steigt die Zahl der Menschen, die das Getreideeiweiß Gluten nicht vertragen. Der kritische Stoff kommt in Weizen, Dinkel, Roggen, Gerste und Hafer vor, aber auch in alten Getreidesorten wie Emmer und Einkorn.

Fiese Attacken

Auf der Suche nach Auslösern für Darmentzündungen wie etwa Morbus Crohn stieß auch Dirk Haller, Professor am Lehrstuhl für Ernährung und Immunologie an der TU München, auf den Risikostoff Gluten. Er macht das Klebereiweiß zwar nicht allein dafür verantwortlich, die quälenden Entzündungen im Dünndarm auszulösen. Jedoch kann es die Darmwand schwächen und dadurch empfindlich machen gegen die Angriffe der eigenen Darmflora.

Der Körper wehrt sich

Nicht nur Gluten, auch auf andere Getreideeiweiße wie etwa Weizen-Albumin oder -Globulin und auf Abwehrstoffe, die gezielt in moderne Getreidesorten hineingezüchtet wurden, reagiert unser Körper oft heftig. Schätzungen zufolge leiden etwa 5 bis 7 Prozent der Deutschen deshalb unter Bauchschmerzen, Blähungen und Durchfall, Kopf- und Nervenschmerzen, Antriebsschwäche und Muskelbeschwerden.

Es könnte sogar sein, dass ein Viertel der Bevölkerung Getreide nicht gut verträgt. Bei entsprechender Veranlagung reizen Stoffe aus dem Getreide das Immunsystem, steigern schleichende Entzündungen und Autoimmunerkrankungen. Das alles könnte die weltweite Plage Übergewicht in einem neuen Licht erscheinen lassen und erklären, warum so viele Menschen mit der Paleo-Diät leichter abnehmen als mit allgemeinem Kaloriensparen.

JÄGER & SAMMLER

Unsere Vorfahren aßen abwechslungsreicher als wir. Nicht nur Wild und Fisch, sondern Hunderte von Pflanzen, Früchten und Kräutern.

Wir sollten auf industriell bearbeitete Produkte verzichten. Paleo bietet die Chance, sich wieder ein Stück weit der Art von Ernährung zu nähern, für die unser Körper einst gemacht worden ist.

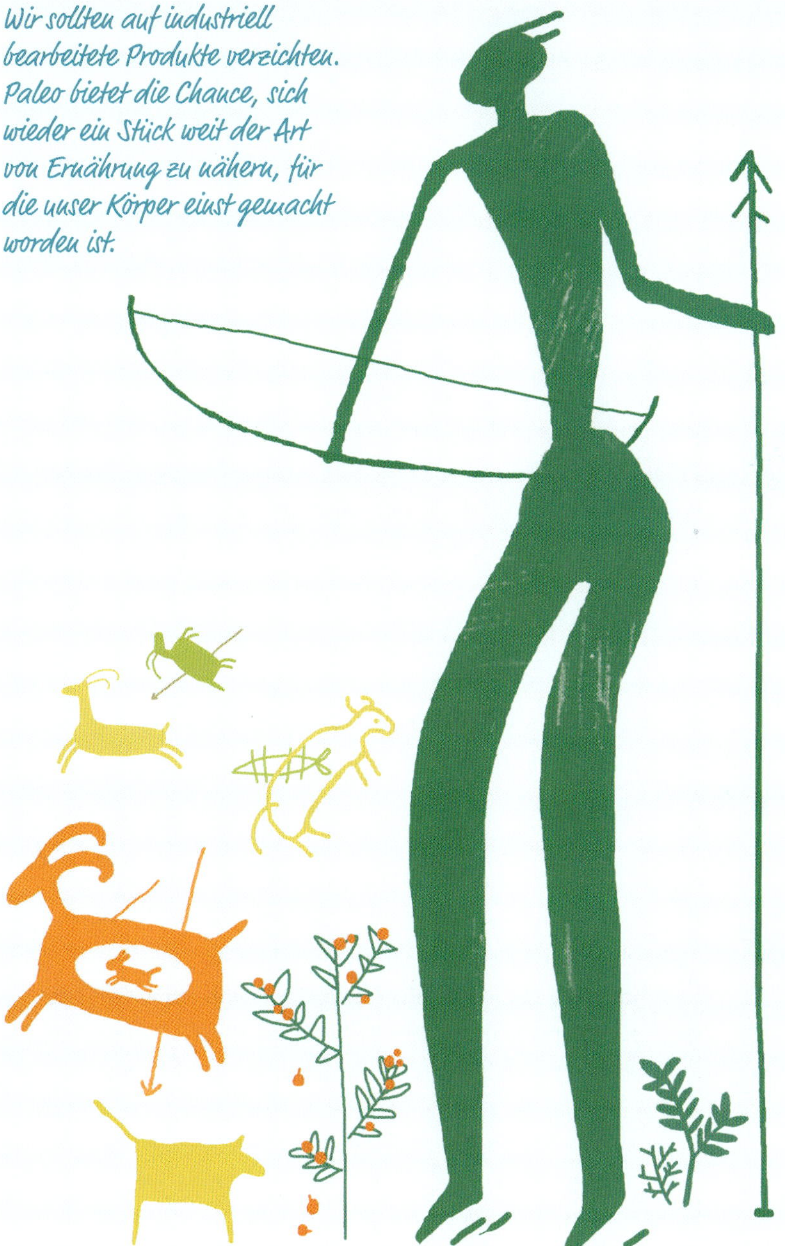

Paleo ist eine Rückbesinnung auf unsere Wurzeln, aber keine Imitation der Lebensweise von Jägern und Sammlern. Natürlich nicht. Wir leben heute!

EVOLUTION AUF DEM TELLER
GIBT ES DIE ARTGERECHTE ERNÄHRUNG?

Für die artgerechte Ernährung von Kuh, Krokodil und Katze haben wir heute klare Vorgaben. Doch was wir Menschen essen und trinken sollten, um lebenslang in Bestform zu bleiben, ist längst nicht so klar.

Heiße Debatten zwischen den Anhängern veganer Kost und Liebhabern gut gegrillter Steaks gehören heute zum Alltag. Nach oft erbitterten Streitgesprächen fragt man sich dann: Wer hat recht? Gibt es eine ursprünglich richtige, also artgerechte Ernährung für uns Menschen? Vielleicht finden wir es heraus, wenn wir genauer betrachten, was unsere Urahnen in der längsten Zeit unserer Entwicklungsgeschichte gegessen haben.
Klar ist, unserem klugen Kopf mit dem großen Gehirn haben wir zwei Tatsachen zu verdanken: Erstens essen wir seit etwa 2,5 Millionen Jahren das Fleisch von Wildtieren und profitieren von ihren fürs Gehirn wichtigen Fettsäuren. Und zweitens haben wir vor 1,8 Millionen Jahren das Feuer entdeckt. Wir garen unser Essen, um es dadurch nahrhafter zu machen. Beides tun Menschen also sehr viel länger, als Caffè Latte zu trinken und in Backshops zu gehen.

Hightech in der Backstube

Heute stammen über 70 Prozent der Kalorien, die wir täglich zu uns nehmen, aus Backwaren, Zucker und Milchprodukten. Dies bedeutet eine sehr einseitige Ernährungsweise mit Lebensmittelgruppen, die in der Ernährung unserer frühen Vorfahren nicht vorkamen.

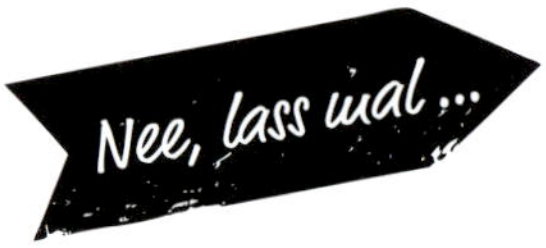

Die Sache läuft vollends aus dem Ruder, seitdem sich die Bäcker zu Großanbietern überschüssiger Kalorien entwickelt haben. Nahezu unbemerkt mutierten ehemals handwerkliche Betriebe zu industriellen Fastfood-Unternehmen. Und in der Schnellgastronomie herrscht seit einigen Jahren Goldgräberstimmung, weil mit belegten Broten und süßem Gebäck viel Geld zu verdienen ist.
Tatsächlich haben beim Bäcker längst Maschinen die Macht übernommen. Das klingt nach Science-Fiction, ist aber kühle Realität. Denn nicht das, was lecker schmeckt oder dem Körper guttut,

bestimmt über die Zutaten, die in den Teig gerührt werden, sondern hineinkommt, was von computergesteuerten Knetmaschinen, Backstraßen und Backautomaten problemlos verarbeitet werden kann. Die Hightech-Fabriken können Croissants, Snacks, Pizza und süßes Gebäck nämlich nur dann reibungslos produzieren, wenn die Teige »maschinenfreundlich« sind, also robust und elastisch. Schließlich geht es um Masse, Menge und Marge.

Zu Paleo-Zeiten stammte das meiste Fett von Nüssen und Samen, die mühsam gesammelt und dann geknackt werden mussten.

Problem Ziehmargarine

Was ist es, das einen Teig an die Technik anpasst und ihn »maschinenfreundlich« stimmt? Vor allem das Fett! Nur industriell gefertigte Spezialfette garantieren einen ungestörten Arbeitsablauf und ermöglichen es, ohne gut ausgebildete Mitarbeiter auszukommen. Doch kein anderes Fett, das heute massenhaft konsumiert wird, ist so ungünstig zusammengesetzt wie die sogenannte Ziehmargarine, die Großbäcker in den Teig schichten. Das liegt unter anderem an den oft enthaltenen Transfettsäuren. Diese entstehen, wenn aus flüssigen Pflanzenölen feste oder halbfeste Fette hergestellt werden. Neben gesättigten Fettsäuren können es dann bis zu 60 Prozent Transfettsäuren sein. Die künstlich in ihrer Form veränderten Fettmoleküle machen die Teige verarbeitungsfreundlich. Je höher ihr Anteil, desto elastischer das Fett und umso höher die Teigausbeute. Je dünner Maschinen die Fettschichten für Blätterteig und Plun-

Superschlauk

Essen wie früher

Unsere Gene haben sich über Hunderttausende von Jahren für eine Ernährungsweise entwickelt, in der Kohlenhydrate relativ knapp waren und vom Körper erst mühsam aus einem Gerüst von Ballaststoffen herausgelöst werden mussten. Was bei Familie Feuerstein zu Paleo-Zeiten gegessen wurde, lockte deshalb nur wenig vom Dickmacher-Hormon Insulin hervor und hielt lange satt. Die heute empfohlene Ernährung mit einem Anteil an Kohlenhydraten von mindestens 50 Prozent könnte deshalb vielen Menschen schaden. Statt von Brot und Kuchen lebten unsere Ahnen zu etwa 70 Prozent von ballaststoffreichen Pflanzen. Der Fettgehalt der erbeuteten Tiere war gering. Statt Cola, Saft und Milchkaffee tranken sie Wasser, vielleicht kombiniert mit Kräutern oder zerstoßenen Beeren. Kein Wunder, dass Jäger und Sammler sich selbst auf ihren Felsenzeichnungen superschlank darstellten.

Fetter Verzicht

Dicke Bäckerbäuche

Kaum ein Verbraucher denkt beim schnellen Kauf von verlockend präsentiertem Gebäck an Massen von gehärteten Fetten und fragt, wo die Waren herkommen. Denn selbst industrielle Großbäckereien gebärden sich in ihren Filialen mittlerweile so, als ob der gute alte Bäckermeister noch immer hinten in der Backstube stünde.

Das viele Fett dient auch der Frischhaltung. Je mehr der Bäcker davon in seine Teige rührt, desto besser übersteht das Gebäck eine automatisierte Herstellung, weite Transportwege und lange Ladenöffnungszeiten. Und desto mehr lockt der Kuchen die Belohnungssysteme in unserem Paleo-Hirn. Fett und Zucker sind häufig der billige Ersatz für handwerkliches Können und gute Zutaten.

Die Qualität der verwendeten Fette und ihr Gehalt an Transfettsäuren lässt sich beim Kauf von Backwaren nicht feststellen. Industrielle Bäcker verwenden Dutzende verschiedener Backfette und kaufen sie möglich günstig auf den Weltmärkten ein. Die Europäische Kommission jedoch, die bei uns ein Machtwort sprechen könnte, hat derzeit nicht die Absicht, Fettgehalt und Fettqualität unserer Lebensmittel gesetzlich zu regeln. Hinter den Kulissen fordern EU-Experten jedoch die Selbstregulierung der Branche.

RIESIG, FETT UND ZUCKERSÜSS

Große Portionen, denkt man, das ist doch typisch amerikanisch. Aber auch bei uns wachsen die Kuchenstücke ziemlich ungehemmt. »All you can eat« ist das Werbemotto. Auch der Konkurrenzdruck der Betriebe untereinander spielt eine Rolle. Statt die Preise zu senken oder bessere Ware anzubieten, macht man das Gebäck einfach größer als der Backshop nebenan. Und wir, die Kunden, halten die Kalorienbomben für ein Schnäppchen. Dabei wäre es besser, statt im Vorübergehen banal schmeckende belegte Brötchen oder aufgeblasene süße Teilchen zu kaufen, mal wieder selber zu kochen. Die Belohnungszentren im Kopf würden Freudenfeuer anzünden, es wäre billiger, und wir könnten uns die Mühen der nächsten Diät sparen.

Fette Backwaren können die Gesundheit gefährden. Das Gleiche gilt für Frühstücksflocken mit Fettzusatz, Pommes frites, Trockensuppen, Fertiggerichte sowie Süßwaren und Snacks. Wer die Paleo-Diät einhält, entlastet den Körper komplett von künstlichen Transfetten.

dergebäck ausziehen können, ohne dass Fettfilm und Teig reißen, desto größer gerät das Volumen des Gebäcks.

Augenlust statt Gaumenfreude

Wir Kunden kaufen im Backshop spontan, was groß aussieht und knusprig erscheint. Weil unsere uralten Belohnungssysteme im Gehirn sich durch den puren Anblick locken lassen, bringen große Kuchenstücke mächtig Umsatz. Dabei bleibt der Genuss, den wir alle erwarten, wenn wir uns ein paar süße oder fette Extrakalorien gönnen, häufig aus. Viele der chemisch bearbeiteten Fette erzeugen ein pelziges Mundgefühl, weil die perfekt designten Backfette einen hohen Schmelzpunkt von bis zu 45 Grad Celsius haben. Das heißt: Sie können bei Körpertemperatur (37 Grad Celsius) im Mund nicht zerfließen und hinterlassen deshalb anstelle von vollmundigem Schmelz einen talgähnlichen Belag.

Backwaren, die man sich als Belohnungssnack oder Hektikbremse im Vorbeigehen kauft, schmecken also nicht immer toll, aber beeinträchtigen sie deshalb auch unser Wohlbefinden? Ja, sagen anerkannte Forscher. Je mehr Transfette man isst, desto mehr leiden Herz und Gefäße. Sie empfehlen dem Konsumenten deshalb, nicht mehr als ein Prozent der Kalorien in Form solcher Fettsäuren aufzunehmen. Industrielle Transfettsäuren wirken auf viele Bereiche des Körpers: Sie senken das »gute« Cholesterin und erhöhen das schlechte. Experten vermuten, dass sie den Zuckerstoffwechsel beeinträchtigen und so das Entstehen von Diabetes begünstigen.

Kein Brot, kein Kuchen, kein Müsli! Trotzdem war der Tisch unserer Vorfahren reich gedeckt.

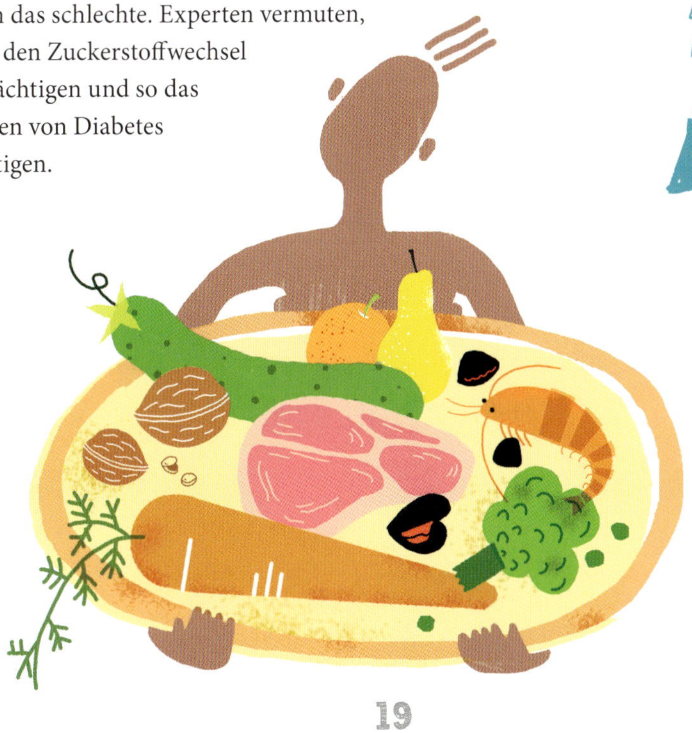

FRISCHE FRÜCHTE
EIN SINNLICHES VERGNÜGEN

Echte Vielfalt kann man nicht in Pillen packen! Je bunter die Palette des saisonalen Angebots, desto besser ist dies für Herz, Kopf und Taille.

Auf der Suche nach dem besten Geschmack suchen Paleo-Fans gern in guten Gemüsegeschäften, auf Wochenmärkten und in Hofläden nach aromatischen Beeren, würzigen Zitrusfrüchten, saftigen Birnen oder knackigen Äpfeln. **Das lohnt sich!**

Vor allem **alte Obstsorten** bezaubern oft durch ihren speziellen Duft und Geschmack. Außerdem enthalten sie häufig **mehr wichtige Biostoffe** als moderne Hochleistungssorten. Viele Gartenfreunde engagieren sich deshalb dafür, seltene Land- und Regionalsorten zu erhalten und Forscher versuchen, verlorene Qualitäten zu retten, indem sie alte Sorten einkreuzen.

Auch **Wildobst** wie etwa Holunder, Sanddorn, Speierling und Schlehe bereichern die Paleo-Küche **mit Vitaminen und heilkräftigen Pflanzenstoffen**. Beim Discounter sind solche kulinarischen Schätze selten zu finden, weil dort vor allem Preis, Optik, Transport- und Lagerfähigkeit zählen. Und weil viele Verbraucher auf zuckersüß stehen, wird dort auch fast nur liebliches Obst mit viel Fruchtzucker angeboten. Der Nachteil: Wer bei süßen Früchten reichlich zulangt, nimmt zu. Denn gerade Fruchtzucker wird vom Körper gern in Fett verwandelt.

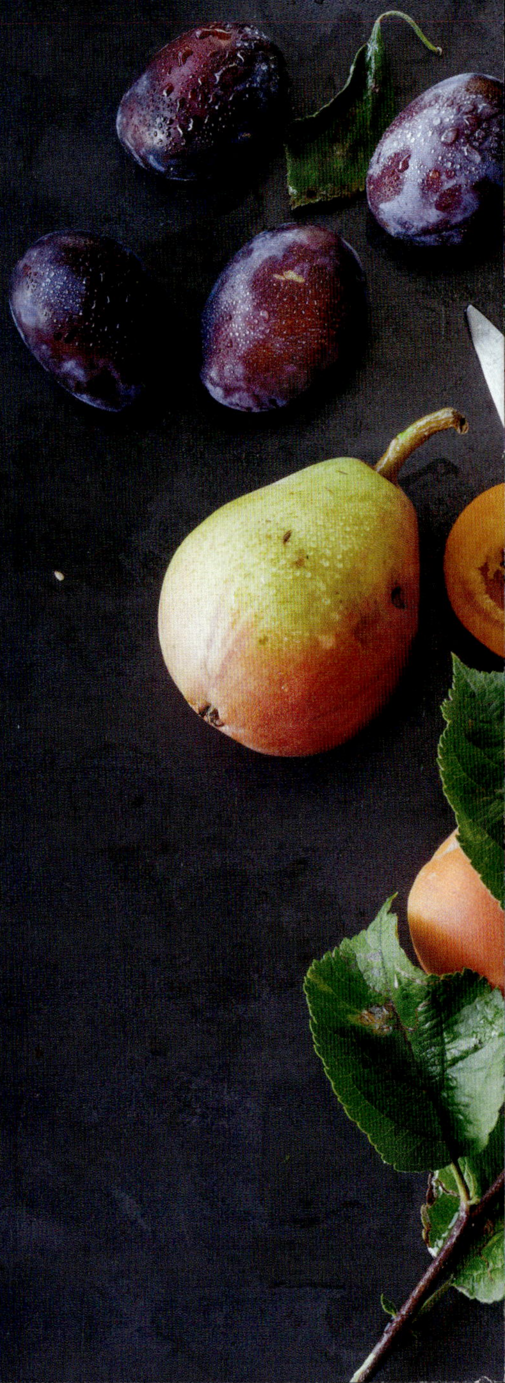

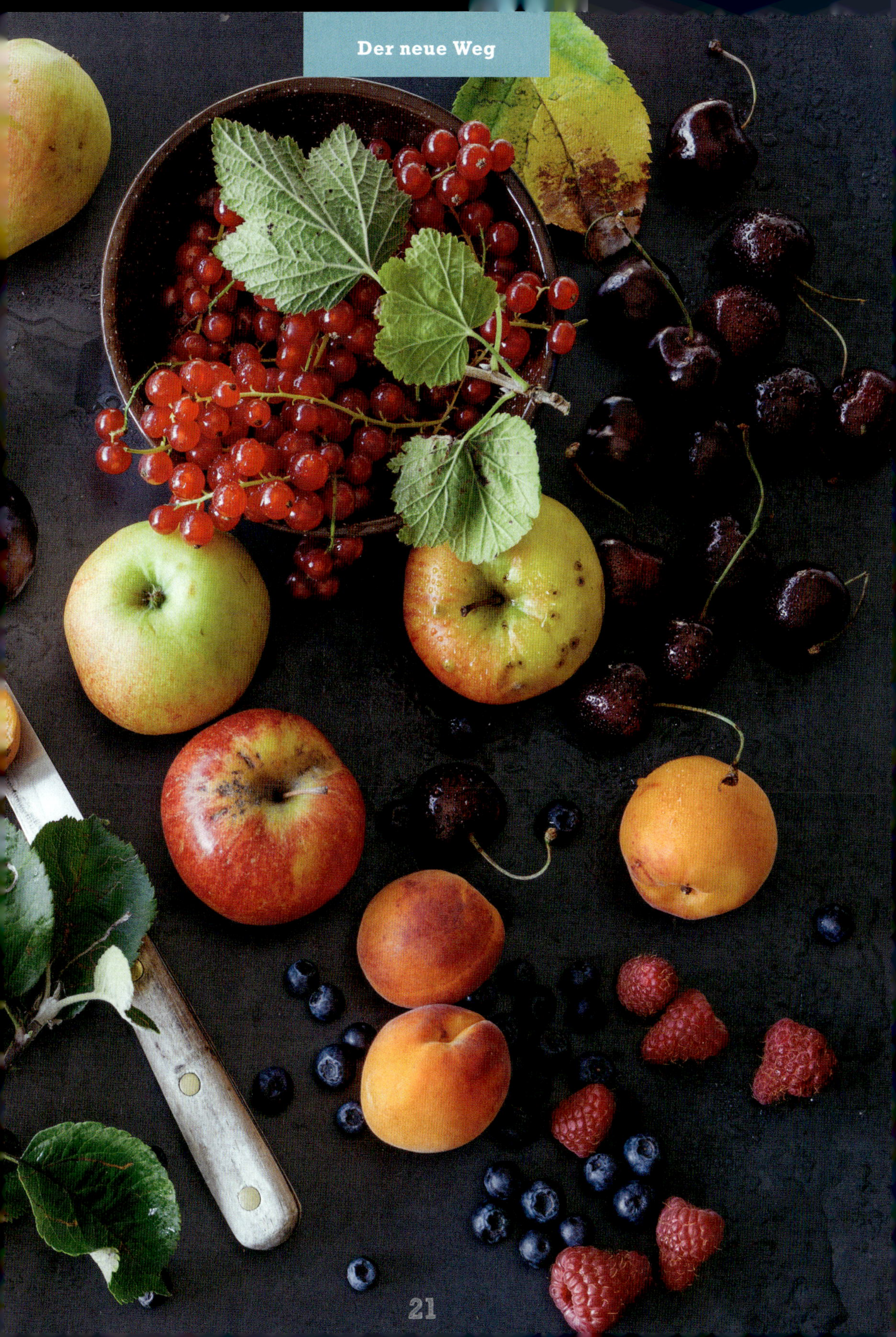

ALTE GENE, NEUE GENE
SIND WIR WIRKLICH NOCH DIESELBEN?

Es sind die gleichen Stoffwechselvorgänge wie in der Frühzeit der Menschen, die unseren Körper in Gang halten. Wer ganz paleo auf Milch und Getreide verzichtet, geht vielfach leichter durchs Leben.

»Wie viele der Urzeitgene noch in uns stecken, ist schwer zu sagen«, meint Ruth Bollongino, Paläogenetikerin an der Universität Mainz. »Ackerbau und Viehzucht gibt es erst seit etwa 7 500 Jahren, das ist ein Wimpernschlag in Bezug auf die Evolution des Menschen.« Stimmen die jüngsten Erkenntnisse aus Zahn- und Knochenfunden, haben wir Menschen uns seit 400 000 Jahren, also seit 16 000 Generationen, weder anatomisch noch physiologisch wesentlich verändert. »Dennoch gibt es erste Hinweise, dass sich unser Genom an die neue Lebensweise angepasst hat und sich auch weiterhin anpasst«, so Ruth Bollongino. Ein gutes Beispiel ist für sie die Verträglichkeit von Milchzucker, die sich im Erbgut erst mit der Haltung von Milchvieh durchsetzen konnte. Unsere steinzeitlichen Vorfahren kannten keine Milch, doch seit es Kühlschränke gibt, gehören Milchprodukte zu den beliebtesten Nahrungsmitteln.

Gut angepasst

Die Milch macht's

Dass wir tatsächlich an die derzeit üblichen großen Mengen Milch angepasst sind, bezweifeln Zell- und Alterungsforscher wie David M. Sabatini vom Massachusetts Institute of Technology (MIT) in Boston und Mediziner wie Bodo C. Melnik von der Universität Osnabrück. Der Grund: Kuhmilch als Nahrungsmittel ist nicht für Menschen gedacht, sondern als kraftvoller evolutionärer Wachstumsförderer für Rinder, deren Nachwuchs schnell heranwachsen muss. Deshalb puscht Kuhmilch den Blutzuckerspiegel durch rasch wirksame Eiweißbausteine (Aminosäuren) und befiehlt den Körperzellen, rasant zu wachsen. Die hormonähnliche Wirkung entsteht über einen Signalweg, der im Fachjargon der Biologen »mTORC1« genannt wird. Er wird erst seit zehn Jahren beforscht und bewacht das Wachstum jeder Zelle in Mensch und Tier.

Wir essen also mit modernen Milchprodukten auch Signalstoffe, die den Energiehaushalt der Zelle und unser Zellwachstum steuern. Das bedeutet, Milch kann durch ihre das Wachstum anregende Wirkung Erkrankungen wie Übergewicht, Diabetes, Akne und Krebs vorantreiben. Die Eiweißbausteine aus Fleisch und Fisch rufen als Lieferanten von Struktureiweißen solche Effekte kaum hervor. Wer also gegen überschüssige Pfunde kämpft, kann sich das Leben durch den Verzicht auf Milchprodukte leichter machen.

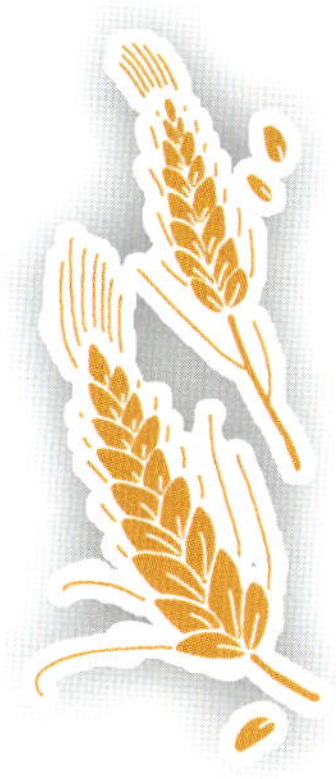

Unser täglich Brot

Dass auch hoher Getreidekonsum im Inneren der Zellen nicht ohne Folgen bleibt, fand ein internationales Forscherteam um Philippe Froguel von der Universität Lille heraus. Die Experten untersuchten das Erbgut von Familien mit unterschiedlichen Veranlagungen für Fettleibigkeit. Sie konzentrierten sich dabei auf ein vielversprechendes Gen namens »AMY1«. Es sorgt dafür, dass wir mithilfe des Speichels Stärke bereits beim Kauen in Zucker verwandeln können. Wer diesen Effekt selbst ausprobieren möchte, muss nur einen Bissen Weizenbrot eine Weile im Mund behalten und durchkauen. Nach kurzer Zeit wird das Brot zuckersüß.

Das Gen AMY1 kommt ausschließlich bei uns Menschen vor und spielt eine zentrale Rolle in der Entwicklung von Übergewicht. Üblicherweise erben wir von jedem unserer Gene zwei Kopien, eine vom Vater und eine von der Mutter. Beim Gen für die Stärkeverdauung ist das jedoch völlig anders. Die Zahl variiert sage und schreibe zwischen 1 und 20.

Nachdem wir Menschen uns in sesshafte Ackerbauern verwandelt hatten, war Getreide oft das Einzige, was es zum Essen gab. Der Körper musste mit dieser dramatischen Veränderung irgendwie zurechtkommen. Menschen, die zufällig mehrere Kopien des Gens besaßen, konnten die Stärke aus dem Getreide besser ausnutzen als andere, waren deshalb kräftiger und vererbten den Vorteil an ihre Kinder. Doch viele von uns haben diese dramatische Veränderung nicht mitgemacht. Sie behielten die alte Ausstattung und sind noch immer empfindlich gegen große Getreidemengen.

Die internationale Gruppe der Gen- und Stoffwechselforscher lieferte damit jetzt erstmals den Beweis, dass hinter dem Verzicht auf Getreide in der Paleo-Diät keine Ideologie steckt, sondern solide Forschung. Denn nun ist klar: Nicht alle Menschen sind den

Noch gibt es keine einfache Diagnostik für die Empfindlichkeit gegen Getreide-Kohlenhydrate. Aber wir können uns selbst testen und vier Wochen ausprobieren, ob wir uns besser fühlen und überschüssige Pfunde verlieren, wenn wir auf Getreide verzichten.

Tolles Erbe

Management der Gene

Unser Stoffwechsel gleicht einem gigantischen Musikorchester. Gespielt wird nach den uralten Noten unserer ererbten Biologie. Arrangement und Rhythmus, also den Charakter der Musik, komponiert jedoch jeder selbst, weil er entscheidet, wie er leben will und was er essen möchte.
Unsere Lebenswelt bestimmt, wie laut oder leise die Musik des Stoffwechsels erklingt. Je nachdem, ob ein Mensch in der Antarktis Seelöwen jagt, am Rand der Sahara seine Kinder aufzieht oder in Berlin den Bürocomputer bedient, ertönen andere Noten und Klangfarben im tausendfachen Lied des Stoffwechsels. Unsere ererbten Anlagen bestimmen also nie allein darüber, ob wir dick werden oder dünn bleiben. Es ist unsere Lebensführung, die entscheidet, ob aus einem genetischen Handicap dicke Fettpolster entstehen oder nur eine Andeutung winziger Röllchen. Was die Figur angeht, kommen nachteilige Erbanlagen nur dann so richtig zum Vorschein, wenn der Besitzer sich wenig bewegt und beim Essen kräftig zulangt. Die Natur hat also mehr Tricks zur Verfügung als nur den der unabwendbaren Vererbung. Das Geheimnis verbirgt sich in der sogenannten Epigenetik, einem Steuersystem, mit dem der Körper die eigenen Gene managt. Mit seiner Hilfe kann er Teile des Erbguts an- oder abschalten – ganz nach den Erfordernissen der individuellen Lebensumstände.

DIE INNERE HEIZUNG

Nicht nur auf Ernährungsgewohnheiten reagiert der menschliche Körper mit Anpassung, auch auf Kälte. Dann entwickeln sich in den ehemals weißen Fettpolstern bräunliche Fettzellen, die Wärme erzeugen. Freiburger Forscher konnten zeigen, dass sich durch Kälte die Menge eines Enzyms »LSD1« im weißen Fettgewebe erhöht. Es wirkt wie der Schalter zum Aufdrehen der Heizung. Die Energie dafür liefern die Fettdepots. Eine echt coole Erfindung der Natur, die unsere Paleo-Vorfahren in kalten Höhlen und zugigen Holzhütten früher Eiszeiten sicher zu schätzen wussten.

Wer beim Abnehmen alle Register ziehen möchte, dreht den Heizungsthermostat ein paar Grade runter und geht öfter mal ohne dicke Jacke an die Luft. Dann kommt die Wärme wieder mehr von innen und verbrennt ein paar zusätzliche Fettkalorien.

modernen Essgewohnheiten gewachsen. Je geringer die Zahl von Genen für das Stärke spaltende Speichelenzym Amylase, umso höher ist auch das Risiko für Fettleibigkeit.

Das Essen wandelt sich

Unsere Lebensmittel sind anders geworden. Dies ist vielleicht die größte Veränderung, die wir Menschen in den 2,5 Millionen Jahren unserer Geschichte jemals erlebt haben. Sie begann erst vor einem Augenblick, vor etwa 150 Jahren. Seither verändern sich Nahrungsmittel in nie gekannter Geschwindigkeit. Was vordem aus der Natur oder vom Bauern kam und zu Hause oder von Handwerkern frisch hergestellt wurde, kommt heute aus riesigen Fabriken. Die Industrieprodukte sind jedoch vollkommen anders zusammengesetzt. So haben wir mit Hightech-Methoden zum Beispiel nach und nach das Volumen fast aller Speisen verändert, indem wir die Ballaststoffe herausnahmen. Fehlen aber unverdauliche Anteile wie etwa Zellulose, Inulin und Pektin in Gemüse und Obst, schrumpfen die Portionen. Denn Ballaststoffe binden Wasser und liefern Masse. Ist das Volumen üppig, stellen Dehnungsrezeptoren an der Magenwand schnell fest, dass der Magen gut gefüllt ist, und funken das Ergebnis ans Gehirn – zu Paleo-Zeiten ein sicheres Signal, mit dem Essen aufzuhören. In Industrienationen kann sich nahezu jeder jede Menge Kalorien leisten, und durch Werbung werden wir eindringlich dazu aufgefordert, immer mehr zu essen.

Wie gespuckt

Wie wir die Stärke kleinkriegen

Unser Körper besitzt zwei Arten von Stärke abbauenden Enzymen, die Amylasen. Die eine wird von der Bauchspeicheldrüse produziert, die andere von den Speicheldrüsen im Mund. Nur sie scheint mit Übergewicht in Verbindung zu stehen. Die Ursache dafür ist noch unbekannt. Es gibt zwei Denkmodelle: Einerseits könnte durch das Kauen und der damit bereits im Mund beginnenden Verdauung der Nahrung eine hormonelle Wirkung den Sättigungseffekt auslösen. Der wäre reduziert, wenn nur wenige Kopien des Gens vorhanden sind. Andererseits könnte eine schlechte Verdauung von Stärke die Darmflora verändern und somit indirekt zu Übergewicht oder Diabetes führen. Diesen Schluss legen auch frühere Untersuchungen nahe. Menschen mit geringer Speichel-Amylase haben einen ungewöhnlich hohen Blutzuckerspiegel, wenn sie Stärke essen.

SCHWER VERDAULICHER WANDEL VOM MAMMUTFLEISCH ZUR – STREUSELSCHNECKE –

Unsere frühen Vorfahren kannten weder Zucker oder weißes Mehl noch Pizza oder Pasta mit Sahnesauce. Einfache Naturprodukte standen auf dem Speisezettel. Klar, dass sie keine Figurprobleme hatten.

Seit prähistorischen Zeiten entwickelte sich unser Verdauungssystem immer mit dem Ziel, alle Nahrungsmittel, die gerade zur Verfügung standen, perfekt zu verarbeiten. Doch der moderne Mensch quält seinen Verdauungstrakt, oft ohne es zu bemerken. Und leider melden die Organe im Inneren unseres Körpers nicht sofort, was ihnen Probleme macht. Die Rechnung präsentieren sie dann nach Jahren, wenn wir an Krebs, Übergewicht, Herz- und Darmerkrankungen, Fettstoffwechselstörungen oder Diabetes leiden. All diese Krankheiten, davon sind die Experten überzeugt, entstehen durch den langjährigen Mangel an Ballaststoffen und durch einseitige Ernährung, die sogenannte »Western Diet«.

Falschmeldungen aus dem Bauch

Schon unser Paleo-Magen schickt falsche Signale an den Darm, weil er seit 2,5 Millionen Jahren auf Grobkost eingestellt ist. Denn unsere Vorfahren lebten zu etwa 70 bis 80 Prozent von Pflanzlichem, und darauf ist unser Bauch eingestellt. Nur dann warnen seine Dehnungsrezeptoren frühzeitig: Genug gegessen! Das heute übliche verfeinerte Essen macht dagegen zu spät satt. Der Magen hat in der langen Entwicklungsgeschichte nicht gelernt, auf kalorienreiche Extrakte in Miniportion zu reagieren.

Ächz!

Ähnlich überfordert zeigt sich auch der Dünndarm, wenn täglich Fett, Zucker und Eiweiß in solchen Mengen anrollen, dass die Drüsen kaum noch nachkommen. Das beste Beispiel für diese Art von Überforderung zeigt sich beim Diabetes, weil das Verdauungshormon Insulin immer unwirksamer wird, je mehr die Bauchspeicheldrüse davon herstellen muss. Am Ende geraten Fett- und Kohlenhydratstoffwechsel völlig durcheinander, das gefürchtete metabolische Syndrom entsteht.

Alles, was man lange kauen muss und langsam verdaut, kann den Blutzucker nicht blitzartig in die Höhe treiben. Und um Knollen und Blätter zu zerlegen, benötigen Verdauungssäfte eben viel mehr Zeit, als einem Stück Kuchen die Nährstoffe zu entziehen. Der Grund liegt in der harten Zellstruktur der Pflanzen, die wie eine Barriere wirkt. Sie sorgt dafür, dass die Kalorien liefernden Nährstoffe nur tröpfelnd langsam in die Blutbahn gelangen und den Blutzuckerspiegel für Stunden stabil halten. Der physische Hunger kommt erst wieder, wenn die Vorräte verbraucht sind.

Übermaß: Unser Verdauungstrakt ist oft überfordert, wenn große Mengen Mehl, Zucker und Fett anrollen.

Mikroben spiegeln den Lebensstil

Anfangs glaubte man, unsere Darmflora – oder wie man heute sagt, unsere Mikrobiota – wäre von außen kaum zu beeinflussen. Inzwischen ist klar geworden, was dem Laien ohnehin einleuchtet: Das Leben in unserem Verdauungstrakt reagiert schnell und deutlich auf äußere Einflüsse. Was wir essen und trinken (zum Beispiel viel Zucker oder Alkohol), welche Medikamente wir nehmen (etwa Antibiotika, Zytostatika, Kortison) oder wenn wir operiert werden – alles spiegelt sich im Ökosystem des Darms wider. Auch Hormone und Lebensphasen spielen eine Rolle. Im Alter verschwinden immer mehr Bakterienarten aus der Darmflora, parallel dazu lassen die Abwehrkräfte nach.

Schutzstoffe aus der Darmflora

Heute zeigt sich, dass im Dickdarm mit seiner lebendigen Mikrobiota Stoffe produziert werden, die für unsere Gesundheit unentbehrlich sind und die uns vor Zivilisationskrankheiten schützen. Die Darmflora beeinflusst nicht nur das Immunsystem, das Gehirn oder die Vitaminproduktion, sondern auch die Aufnahme von Nährstoffen. Ist sie krankhaft verändert, kommt es leicht zu entzündlichen Darmerkrankungen, Übergewicht und Allergien. Die Vielfalt der »befreundeten« Bakterien,

Sehr reizbar

Paleo: Absolut glutenfrei

Es steht außer Frage, dass Getreide vielen Menschen nicht bekommt. Allen voran denen, die an der Glutenunverträglichkeit (Zöliakie) leiden. Der Darm reagiert dann bereits auf einen einzigen Bissen Brot mit Entzündungen. Auch bei Menschen ohne klassische Zöliakie verursacht Getreide oft Bauchweh, Mediziner nennen das eine zöliakieunabhängige Unverträglichkeit.

Gluten steckt in vielen modernen Produkten, so in Fertiggerichten, Gewürzmischungen, Saucen, Milchprodukten und Desserts. Schon geringe Mengen schädigen die Darmschleimhaut. Heute weiß man, dass ein kleiner Anteil des Eiweißmoleküls die Schleimhäute des Darms so zerstört, dass kaum noch Nährstoffe in den Körper gelangen können.

Zöliakie ist mit europaweit rund 2,5 Millionen Patienten die häufigste Lebensmittelintoleranz. In Afrika und Asien ist die Krankheit dagegen kaum bekannt. Ihre Verbreitung bei uns wurde lange Zeit unterschätzt, Experten gehen deshalb von einer beträchtlichen Dunkelziffer aus.

UNVERMEIDBAR – DER GANG ZUM ARZT

Die Folge der Erkrankung sind häufig Durchfälle. In schlimmen Fällen leidet das Verdauungssystem so sehr, dass die Kranken abmagern und Mangelerscheinungen bekommen, wie man sie sonst nur bei Menschen beobachten kann, die Hunger leiden müssen. Oft jedoch zeigt sich die Intoleranz nur in schleichenden undeutlichen Darmbeschwerden und einer Gewichtsabnahme. Ein Besuch beim Arzt ist also unumgänglich. Er wird bei verdächtigen Symptomen eine Darmspiegelung vornehmen, bei der er eine Gewebeprobe des Dünndarms entnimmt. Auch eine Blutuntersuchung kann Aufschluss darüber geben, ob jemand unter einer Glutenunverträglichkeit leidet. Denn wie bei einer Allergie lassen sich im Blut oft spezielle Antikörper nachweisen, die durch den Kontakt mit Gluten entstehen. Eine Weizenallergie zweifelsfrei zu diagnostizieren, ist allerdings nicht ganz einfach, weil Allergietests alles andere als zuverlässig sind.

Bislang gibt es nur eine Behandlungsmöglichkeit: eine lebenslange glutenfreie Ernährung! Wer sie ausprobieren möchte, weil er unter unklaren Darmbeschwerden leidet, ist bei der Paleo-Diät gut aufgehoben.

die uns im Inneren besiedeln, entwickelte sich mit uns gemeinsam über mehrere Millionen Jahre hinweg. Sie half uns dabei, mit wechselnden Umweltbedingungen und Nahrungsmitteln zurechtzukommen. Ein Forscherteam des Max-Planck-Instituts für evolutionäre Anthropologie hat kürzlich erstmals die Darmflora moderner Jäger und Sammler, der in Tansania lebenden Hadza, untersucht. Das Ergebnis: Ihr Mikrobenprofil ist anders als das aller anderen bisher untersuchten Menschen. Im Vergleich zu uns besitzen Hadza eine erheblich vielfältigere Darmflora, also mehr Arten von Bakterien.

Buut gemischt

Zivilisationskrankheiten wie etwa das Reizdarmsyndrom, Darmkrebs, Adipositas, Diabetes Typ 2, Morbus Crohn und andere zeigen genau das Gegenteil, nämlich eine Verarmung an Mikroben. Die Zusammensetzung der Bakterienarten bei den Hadza ist einzigartig. Zur Verblüffung der Forscher sind viele Bakterienarten enthalten, die hierzulande bisher als Anzeichen für Krankheiten gedeutet wurden. Andere, wie etwa die bei uns als »gesund« geltenden Bifidus-Bakterien, sind bei den Hadza reduziert. Dennoch treten bei dem heute lebenden Jäger-und-Sammler-Volk keine entsprechenden Krankheiten auf. Unser Verständnis von »gesunden« und »ungesunden« Bakterien muss also neu definiert werden. Nicht einzelne »nützliche« Bakterien, sondern Vielfalt im Darm ist wahrscheinlich ausschlaggebend für eine stabile Gesundheit. Und die entsteht nur durch Vielfalt beim Essen.

Je »bunter« die Bewohnerschar im Inneren des Darms, desto gesünder auch der Mensch.

Multikulti belebt

WAS EINE VIELFÄLTIGE DARMFLORA FÜR UNS TUT:

- Sie trainiert unser Immunsystem.
- Sie neutralisiert Gifte im Nahrungsbrei.
- Sie verhindert, dass schädliche Stoffe durch die Darmwand in den Körper gelangen.
- Sie bremst Krankheitserreger aus.
- Sie macht es Eindringlingen schwer, sich im Organismus festzusetzen.
- Sie produziert Stoffe, die vor Darmkrebs und entzündlichen Darmerkrankungen wie Morbus Crohn und Colitis ulcerosa schützen können.

DÜFTE & AROMEN
UNWIDERSTEHLICH

Wer Naturfarben liebt, kann sich mit Blüten und Kräutern richtig ausleben. So entstehen immer neue, prächtige Stillleben auf dem Teller.

Nicht nur duftende grüne Kräuter, auch leuchtend bunte Blütenblätter sorgen für viel **Abwechslung auf dem Teller**. Den guten Geschmack verdanken sie leicht flüchtigen ätherischen Ölen, den hohen Gesundheitswert einer **Fülle von biologisch aktiven Pflanzenstoffen und Vitaminen**. Für die strahlenden Farben von Blüten sind Flavonoide verantwortlich, natürliche Farbstoffe, von denen sogar die Gehirnzellen profitieren. Faustregel: Je intensiver die Aromen und je leuchtender die Farben, desto besser für den Körper.

Supermärkte bieten mehr als ein Dutzend Küchenkräuter an, auf dem Balkon oder der Fensterbank wachsen sie weiter. Auch **Wildkräuter** wie Löwenzahn, Sauerampfer, Brennnesseln und Giersch bereichern die Paleo-Küche. **Blühende Küchenkräuter** wie Borretsch, Kapuzinerkresse, Schnittlauch, Majoran oder auch Salbei eignen sich ebenso wie die **Blüten von Obstbäumen oder von Heilkräutern**.

Jedes noch so einfache Gericht verwandelt sich, mit einer Handvoll Kräutern und essbaren Blüten dekoriert, zum echten Hingucker. Wer Glück hat, kann die **duftende Pracht** im eigenen Garten ernten. Damit nichts Gesundes verloren geht, Kräuter nach dem Hacken nicht lange stehen lassen, sondern möglichst sofort verwenden.

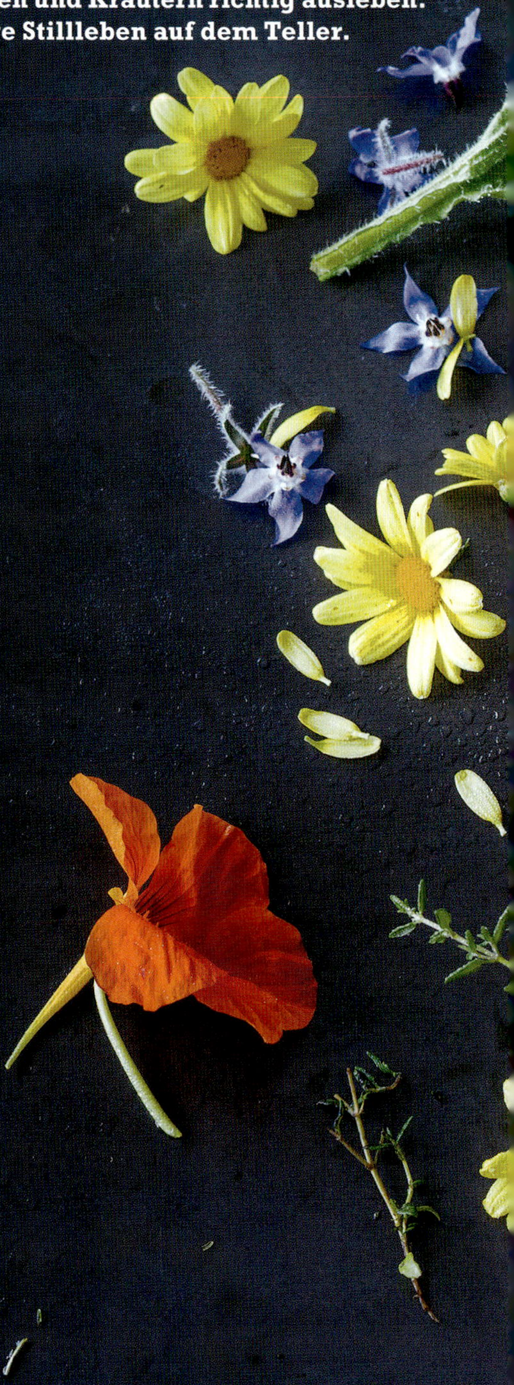

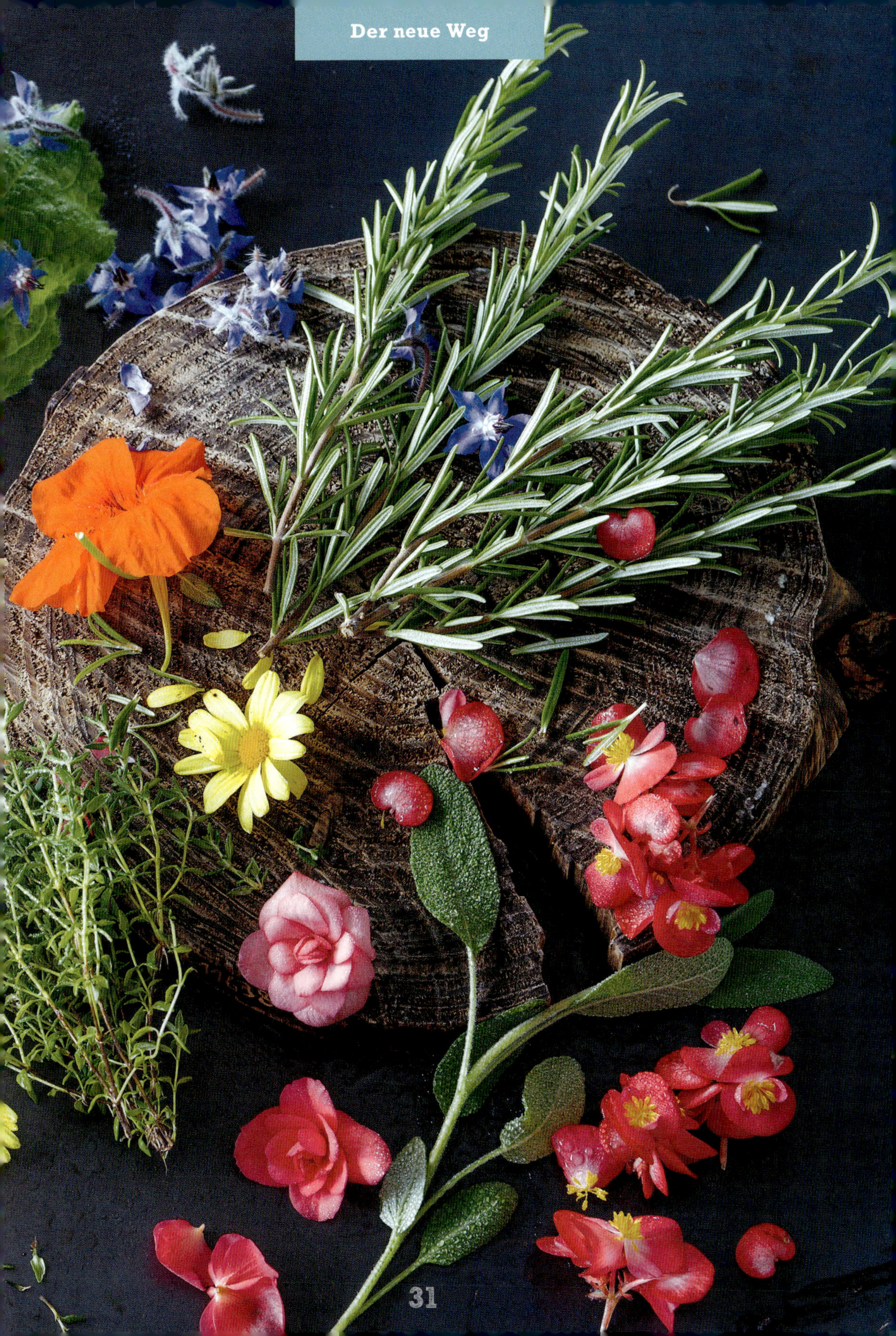

GUT FÜR HERZ UND HIRN

DAS ESSEN DER ALTEN WAR – NAHEZU PERFEKT –

Unsere Neigung, zu viel zu essen, stammt wahrscheinlich nicht nur von unseren allzeit hungrigen Steinzeit-Genen. Auch bestimmte Fettsäuren, die wir heute vermehrt konsumieren, heizen unseren Appetit an.

Tierische Fette wurden in den letzten 40 Jahren als »Herzkiller« geradezu dämonisiert. Gleichzeitig erhielten Pflanzenöle einen Heiligenschein. Doch das ist Schwarz-Weiß-Malerei. Fette können, je nach Art und Aufbau, unterschiedlich wirken. So sind zum Beispiel kurzkettige Fettsäuren wie etwa die Buttersäure natürliche Appetitzügler. Unsere Mikrobiota stellt diese Fettbausteine, die auch das Immunsystem unterstützen, aus Ballaststoffen her. Wer jedoch – wie die meisten von uns – wenig Ballaststoffe isst, kann von den figurfreundlichen Effekten nicht profitieren.

Linolsäure – zu viel ist ungesund

Kein Mangel

Fettfördernde Wirkungen kennen Experten wie der französische Zellforscher Gérard Ailhaud dagegen von der jahrzehntelang hochgelobten Linolsäure. Zu Paleo-Zeiten war sie äußerst knapp. Schließlich mussten unsere Ahnen dafür Ölfrüchte sammeln, aufbrechen und zerkleinern. Das war mühsam. Erst seit wir Pflanzenöle im großen Stil billig herstellen können, bekommen wir Linolsäure hoch dosiert. In vielen Speiseölen, zum Beispiel in Distel-, Sonnenblumen- und Maiskeimöl, ist sie überreichlich enthalten. Unser Körper benötigt sie jedoch nur in kleinen Mengen.
Es herrscht heute also kein Mangel, sondern Überfluss. Weil wir immer wieder gehört haben, dass Linolsäure dabei hilft, den Cholesterinspiegel zu senken, gilt sie vielen als Inbegriff eines gesunden Fetts. Doch wie man weiß, kann zu viel des Guten gewaltig schaden: Wer gern Fett isst und aus Gesundheitsgründen reichlich linolsäurereiche Öle verwendet, schiebt schleichende Entzündungsprozesse im Körper an und verhindert die Wirkung der nützlichen, entzündungshemmenden Omega-3-Fettsäuren aus dem Fischfett. Inzwischen werden weitere Nachteile der linolsäurereichen Pflanzenöle

bekannt. Weil sie bei der Entstehung von Fettzellen mitwirken und Hormone fördern, die die Fetteinlagerung unterstützen, hält Professor Ailhaud das Übermaß an Linolsäure sogar für einen möglichen Auslöser des weltweit wachsenden Übergewichts.

Wie Kuchen sich in Fett verwandelt

Wenn sich bei den Laborwerten viel Fett im Blut zeigte (hohe Triglyceridwerte), glaubte jahrzehntelang alle Welt, tierische Fette wären schuld. Es schien plausibel, weil nach einer Mahlzeit mit fettem Braten mehr Fett im Blut schwimmt als sonst. Doch dieser Effekt zeigt sich nur vorübergehend. Viel einschneidender ist die eigene Produktion des Körpers. Und die stammt aus den überschüssigen, nicht benötigten Kohlenhydraten, also vor allem aus Mehl und Zucker. Diese Erkenntnis war für Forscher eine echte Überraschung. Klar, wir alle wussten, dass Kuchen und Süßigkeiten leicht dick machen, doch dass der Körper sie ausschließlich in gesättigte Fette verwandelt, um sie dann umgehend in Leber und in Fettpolstern abzulagern, entdeckten Forscher erst vor Kurzem. Das Fatale daran: Die Fettfabrik im eigenen Stoffwechsel ist in der Lage, weit größere Mengen an gesättigten Fetten zu erzeugen, als wir beim Essen gewöhnlich aufnehmen.

Die Paleo-Diät reduziert die Risikofaktoren für Übergewicht und Herz-Kreislauf-Erkrankungen besser als klassische Ernährungsregeln.

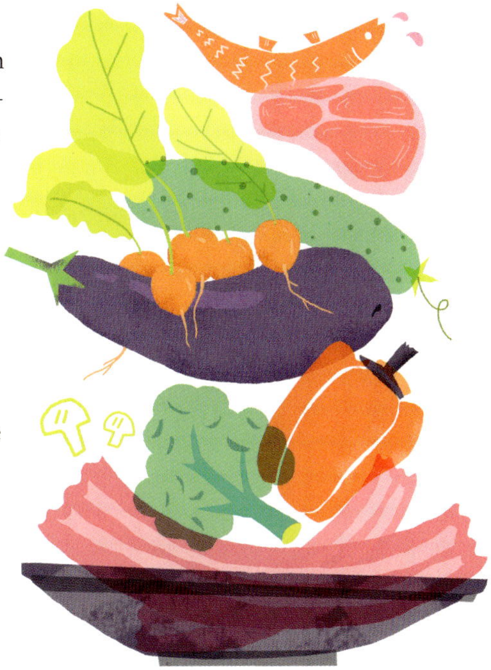

Starke Herzen

Forscher von der Universität Lund in Schweden wollten wissen, ob Essgewohnheiten helfen können, den gestörten Zuckerstoffwechsel von Herzkranken wieder in die Balance zu bringen. Sie verglichen die Wirkung der Paleo-Diät mit der als wirksam bekannten mediterranen Ernährung. Die Paleo-Gruppe durfte mageres Fleisch, Fisch, Obst, Nüsse, Kräuter und Wurzelgemüse essen, auf Getreide- und Milchprodukte musste sie verzichten. Die mediterrane Ernährung bestand dagegen aus Vollkorngetreide, mageren Milchprodukten, Obst und Gemüse. Art und Menge des Fetts wurde nicht vorgeschrieben.

Nach drei Monaten hatten alle in der Paleo-Gruppe wieder normale Blutzuckerwerte. Bei der Gruppe mit der mediterranen Ernährung sank der Blutzucker lediglich um sechs Prozent. Inzwischen ist

Brandstifter

Inflammation: Stille Brandherde

Der Begriff »Silent Inflammation« gerät immer mehr in den Fokus der Wissenschaft. Gemeint sind versteckte, schleichende Entzündungen im Inneren der Zellen. Ausgelöst werden sie unter anderem von entzündungsfördernden Botenstoffen aus dem Fettgewebe.
Vor allem kann übermäßiges Bauchfett eine Art Schwelbrand im Körper anfachen und auf diese Weise die meisten unserer Zivilisationskrankheiten auslösen. Jahre und Jahrzehnte glimmen Entzündungen unbemerkt im Inneren der Zellen, bevor sie die Adern durch Atherosklerose verstopfen, das Blut an Fließfähigkeit verliert, der Zuckerstoffwechsel durch Diabetes entgleist und Krebstumore heranwachsen. Auch hinter chronischen Schmerzen, Depressionen, Vergesslichkeit und Demenz können heimliche Entzündungen stecken. Was niemand erwartet hatte: Es ist der Körper selbst, der sich schädigt, wenn er die chronischen Entzündungen nicht stoppen kann. Weil er nicht mehr zwischen »Freund« und »Feind« unterscheiden kann, bekämpft er gesundes Gewebe wie einen Widersacher. So entstehen neben anderen Zivilisationskrankheiten auch Autoimmunerkrankungen und Allergien. Je stärker sich die unmerklichen Entzündungsherde ausbreiten, desto größer ist das Risiko für Schlaganfall und Infarkt.

PALEO STOPPT DEN SCHWELBRAND

Befeuert werden die verborgenen Brandherde durch Übergewicht, das durch zu viele schnelle Kohlenhydrate ausgelöst wird. Wer auf Zucker, Getreide und Milchprodukte verzichtet, kann das Ruder jederzeit herumreißen und die Inflammation ausbremsen. Regelmäßige Bewegung und Paleo-Nahrungsmittel wie etwa Walnusskerne, Leinsaat und Pflanzenstoffe aus Kräutern, Gewürzen und Gemüse hemmen Entzündungen. Ähnliches gilt für Omega-3-Fettsäuren, die vor allem in Algen, Fisch und Meeresfrüchten enthalten sind. Wer dagegen allzu reichlich Pflanzenöle wie Erdnuss- oder Sonnenblumenöl über seinen Salat gießt, muss mit einer Verschlechterung rechnen. Denn ein Übermaß an den darin enthaltenen Omega-6-Fettsäuren (zum Beispiel Linolsäure) heizt die Entzündungen an.

Die Ursache von Falten und schlaffer Haut? Unmerkliche Entzündungen innerhalb der Zellen. Was hilft? Die Paleo-Diät mit reichlich Gemüse und Nüssen.

durch weitere Studien klar: Die Paleo-Diät reduziert die Risikofaktoren für Übergewicht und Herz-Kreislauf-Erkankungen besser als die klassischen Ernährungsregeln.
Ein Teil der Schutzwirkung liegt am für die Paleo-Diät typischen hohen Gehalt biologisch aktiver Pflanzenstoffe. Sie stoppen die schleichenden Entzündungen, die mit einem gestörten Stoffwechsel einhergehen. In unserer Alltagskost sind sie heute so knapp, weil wir längst nicht mehr so viele verschiedene Pflanzenarten essen wie die Menschen der Steinzeit. Ganz sicher schadet auch unsere Vorliebe für Süßes. Je mehr Zucker wir essen, desto mehr Salz wird von der Niere zurückgehalten. Das bindet Wasser im Körper und als Folge steigt der Blutdruck. Paleos aber kannten weder Zucker noch Kuchen oder Cola, nur mäßig süße Früchte und Honig, wenn welcher zu haben war.

Paleos aßen anders

Ein weiteres Beispiel für die enormen Veränderungen im Vergleich zur Ernährungsweise der Steinzeit zeigt sich beim Mineralstoff Phosphor. Zusammen mit dem Kalzium sorgt er für die Festigkeit von Knochen und Zähnen, regelt den Säure-Basen-Haushalt und spielt den Heizer bei der Energiegewinnung des Körpers. Natürlicherweise kommt er im Fleisch und in Nüssen vor, Gemüse, Obst und Salate enthalten ebenfalls geringe Mengen, eben gerade so viel, wie unser Körper benötigt.
Zur Gefahr wird Phosphor, wenn wir zu viel davon essen. Und das tun wir, denn Milchprodukte und Getreide enthalten besonders viel. Außerdem wird der billige Stoff heute in der Lebensmittelindustrie zur Konservierung und Stabilisierung verwendet. Wer beim Einkauf die Zutatenliste prüft, findet Phosphate in Süßigkeiten, Cola, Limonade, Schmelzkäse, Wurst und in vielen Fertiggerichten. In Mengen konsumiert, steigert der Mineralstoff den Blutdruck und verursacht Gefäßverkalkungen. Damit nicht genug: Ein Übermaß an Phosphor fördert die Verkalkung der Blutgefäße. Es entsteht eine gesundheitsgefährdende Spirale, die zeigt, warum unsere frühen Vorfahren keine Herzerkrankungen kannten. Ein Trost: Aktuelle Studien zeigen, dass krankhafte Gefäßveränderungen umkehrbar sind. Mehr als jedes Mittel aus der Apotheke hilft der richtige Speisezettel, bedrohliche Störungen im Fetthaushalt und damit auch Folgen wie Herzinfarkt, Schlaganfall und Atherosklerose zu verhindern.

Herzrisiko Phosphat: Konsumiert man viele Fertigprodukte mit Phosphatzusatz, steigt der Spiegel eines neuen Botenstoffs. Der hält – ebenso wie der Zucker – das Kochsalz im Körper zurück, steigert den Blutdruck und belastet das Herz.

WIR SIND ZUM LAUFEN GEBOREN
SCHRITT FÜR SCHRITT INS SCHLANKE LEBEN

Seit Paleo-Zeiten hat sich unser Körper nur wenig verändert. Doch der moderne Lebensstil mit Bildschirmen und Bürojobs zwingt in die Bewegungslosigkeit. Die Folge: Unser Körper ist ständig unterfordert.

2,5 Millionen Jahre lang mussten wir Menschen beim Jagen mit den Beutetieren um die Wette laufen und lange Strecken wandern, um Pflanzenkost einzusammeln. Unsere Vorfahren waren täglich mindestens drei, vier Stunden unterwegs, oft auch viel länger. Dieses Erbe der Steinzeit steckt tief in unseren Knochen und Muskeln. Und heute? Hunderte von Untersuchungen überall in der westlichen Welt beweisen, dass vom Nichtstun die Laune sinkt, die Knochen dünn, die Bänder steif, die Muskeln schwach und die Adern spröde werden. Seit jeher ist die Muskulatur der Ofen, in dem die meisten Kalorien verbrannt werden. Wer trainiert, heizt diesen Ofen an, der dann sogar im Schlaf Kalorien verwertet.

Mensch, lauf los

Bewegung tut gut

Schlankwerden ohne Bewegung funktioniert auf Dauer nicht. Wer sich lebendig und beschwingt fühlen möchte, kommt um die regelmäßige Herausforderung seiner Muskeln nicht herum. Auch wenn es einem manchmal anfangs nicht so scheint: Die Muskeln spielen zu lassen, macht glücklich. Schon weil beim Trainieren alle Sorgen verfliegen. Um innerlich zur Ruhe zu kommen, geht man am besten flott spazieren, rennt ein paar Runden oder schwingt sich aufs Rad. Wer eine neue Sportart für sich entdeckt, kann sich doppelt freuen: Er entspannt und ihm wachsen neue Gehirnzellen. Außerdem verändert Bewegung unser Essverhalten. Einen Müßiggänger stört sein überfüllter Bauch meist nicht. Er empfindet ihn erst als unbequem, wenn er versucht, zu rennen oder auf einen Berg zu klettern. Bewegung hilft also, die Essmenge auf natürliche Weise zu begrenzen. Gute Argumente, oder?
Trotzdem: Sport – allein das Wort scheint Abwehrreflexe auszulösen. Bewegungsscheue Zeitgenossen zitieren deshalb gern den

legendären englischen Premierminister Winston Churchill. Der antwortete auf die Frage eines Reporters, wie er sein hohes Alter von 90 Jahren erreicht habe, kurz und knackig mit dem Hinweis: »No sports!« Doch war der im Alter füllige Whisky-Liebhaber den größten Teil seines Lebens als Fechter, Schütze, Reiter und Polospieler aktiv. Erst nachdem Churchill jahrelang nichts mehr für seinen Körper tat, erwischten ihn mehrere Schlaganfälle. Ob er sie ohne seine sportliche Vergangenheit so gut überstanden und um mehr als ein Jahrzehnt überlebt hätte? Wer weiß.

Ich bin so gerne faul

Wenn es uns gelänge, aus schlaffen Sesselbewohnern wieder vergnügte Läufer, Schwimmer oder Kletterer zu machen, wären unsere Gesundheitssysteme gerettet. Doch Drohungen wie »Wenn du dich nicht bewegst, wirst du später mal dement und herzkrank« nützen nichts. Denn wir alle sind überzogen zuversichtlich, wenn es um unsere persönliche Gesundheit geht.

Egal, mit welchen Fakten man uns konfrontiert, tief im Inneren halten wir uns für unsterblich. Solange wir nicht selbst betroffen sind, denken wir unweigerlich, es wird schon alles gut gehen. Selbst wenn abzusehen ist, dass hierzulande bald 15 Millionen Menschen an Typ-2-Diabetes erkranken werden, glaubt außer ein paar Hypochondern jeder, er werde seinen gesunden Stoffwechsel auf immer behalten. Unbegründeter Optimismus macht uns sicher, ohne

Viel Einfluss

Management by Botenstoff

Bislang galten unsere Muskeln als dumme Befehlsempfänger des Gehirns, die selbst nichts zu sagen haben. Doch jetzt zeigt sich, dass sie ganz große »Player« im Gesundheitssystem des Körpers sind. Wie wir unsere Mails verschicken auch Muskeln eine große Vielzahl von Botschaften im Internet des Körpers. Auf diese Weise erzählen sie anderen Organen, was in ihrem Inneren gerade los ist, und sagen ihnen, was sie tun oder doch lieber lassen sollen. Die Methode funktioniert. Mit rund 400 Botenstoffen können Muskeln Entzündungen bremsen, Adern wachsen lassen, Knochen stärken und – nicht zuletzt – sogar Nerven reparieren. Das ist auch der Grund, warum ein sportlicher Lebensstil die Wahrscheinlichkeit, an Demenz zu erkranken, verringert und bei Depressionen hilft, wieder heiter zu werden.

körperliche Anstrengung topfit durch die nächsten Jahrzehnte zu kommen. Dabei ist das ausgesprochen unwahrscheinlich.
Warum sind wir eigentlich so schwer zu motivieren? Weil zum uralten Paleo-Erbe neben der Lust an der Bewegung auch unser Hang zur Bequemlichkeit geht. Schon in der Steinzeit arbeiteten in unseren Genen zwei Bioprogramme, die sich ergänzen. Eins heißt »Aktion-Anstrengung-Mühe«, das zweite »Ausruhen-Faulheit-Phlegma«. Wer sich immer nur anstrengt, wird krank. Wer sich nie anstrengt, ermattet, wird dumm und trübsinnig. Glücklich macht allein das Gleichgewicht. Das war schon so, als Homo sapiens von Afrika auszog, um die Erde zu erobern.

Mehr Muskeln, mehr Leben

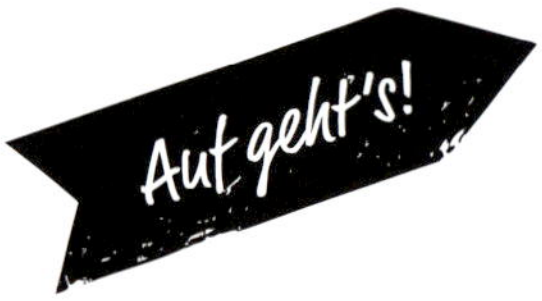

Klar, wenn man Sport schon lange nur noch aus dem Fernseher kennt, fällt einem der erste Schritt zunächst schwer. Der Grund liegt oft im Inneren der Muskeln. Untrainiert sind sie schon nach fünf Minuten erschöpft, verursachen Schwäche und Schmerzen, weil die Energieversorgung nicht stimmt. Schlappe Muskeln können nicht gleich Vollzeit arbeiten. Doch schon ein kleines bisschen Training verbessert die Situation. Innerhalb weniger Wochen lernen die Muskeln, für ihren Energieverbrauch genug Fett aus den eigenen Vorräten zu holen und zu verbrennen. Dafür bilden sie zusätzliche kleine Kraftwerke (Mitochondrien) im Inneren der Zellen. Eine ausdauertrainierte Muskelzelle bedient sich bis zu 90 Prozent aus Fettreserven. Es sind Botenstoffe aus den Muskeln selbst, die unsere Fettverbrennung so perfekt regulieren, dass wir immer genug Power haben. Kein Wunder, dass unsere Urahnen als geborene Läufer in der Regel so schön schlank waren.

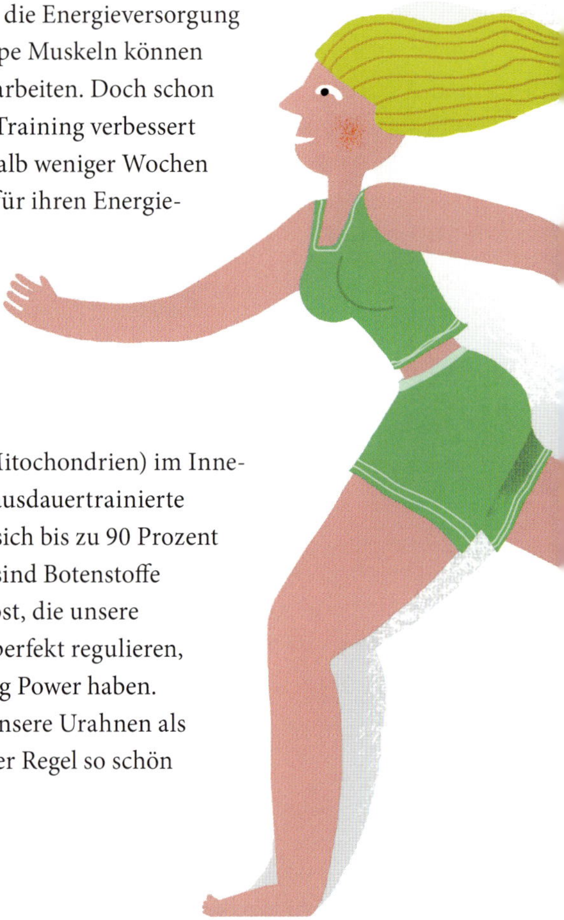

Ich geh jetzt mal zu Fuß: Laufen, wandern, davoneilen

Noch nie Sport getrieben und keine Lust auf Kraftakte? Dann am besten mit Walking ins entspannte Paleo-Leben einsteigen. Diese mehr oder weniger zügige Art zu gehen, lässt sich überall und zu jeder Zeit umsetzen. Das Training in mäßigem Tempo beginnen und erst mal kurze Strecken wählen. Also täglich zu Fuß zum Einkaufen, zur Arbeit oder schnell mal um die Ecke zu Freunden. Ein Schrittzähler hilft dabei, die Entfernungen langsam zu steigern. Der sanfte Einstieg bewirkt Erstaunliches: Schon nach zwei, drei Tagen steigt die Laune, mit jedem weiteren Tag fühlt man sich stärker. Der Stolz auf die eigene Leistung beflügelt. Wer dabeibleibt, stellt die Weichen für immer. Denn nach drei, vier Monaten signalisiert der Körper von sich aus den Wunsch nach Bewegung, falls sie einmal ausbleibt. Dann ist der natürlichste Sport des Menschen wieder zum Teil des eigenen Lebens geworden.

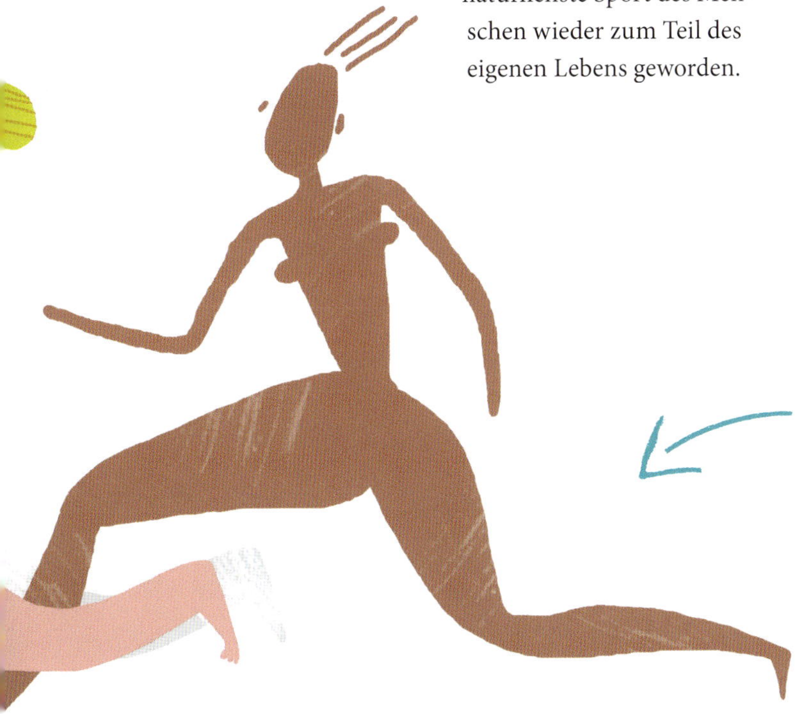

Vogel fliegt, Fisch schwimmt, Mensch läuft! Das Zitat des ehemaligen Weltklasse-Läufers Emil Zátopek bringt es auf den Punkt: Laufen ist der natürlichste Sport des Menschen.

OHNE SONNE KEIN VITAMIN D
WIR ALLE SIND KINDER DES LICHTS

Wer immer nur still zu Hause sitzt, braucht nicht nur viel weniger Kalorien als andere, er bremst auch seine Fettverbrennung. Deshalb gehört das tägliche Sonnenbad zu einem gesunden Paleo-Lebensstil.

Himmels-apotheke

Die natürliche Helligkeit des Himmels ist seit Paleo-Zeiten für uns mindestens so wichtig wie Essen und Trinken. Schließlich fand das Leben unserer Ahnen draußen statt und die Glühbirne wurde erst im vorletzten Jahrhundert erfunden. Glaubt man neuer Forschung, ist die Sonne für die Gesundheit des Menschen »ein Geschenk des Himmels«. Ihr Licht veranlasst den Körper, wertvolle Botenstoffe auszuschütten, die den Trübsinn winterlicher Dunkelheit vertreiben, verbessert die Durchblutung und stärkt die Immunkräfte. Ohne Sonne produziert die Haut kein Vitamin D3, ein lebenswichtiger Stoff, der als Hormon Zellen vor Entartung, also vor Krebs, schützt. Sonne kurbelt die Vitaminproduktion an und vermindert dadurch das Risiko, an Brustkrebs und an Prostatakrebs zu erkranken. Studien weisen darauf hin, dass Vitamin-D-Mangel die Entstehung eines Diabetes mellitus fördert.

Paleo-Schutzmechanismen

Deutlich zeigte sich die lebensfreundliche Wirkung des Himmelskörpers bei einer Untersuchung von 5 000 Frauen aller Altersstufen in den USA. Das Ergebnis: Je stärker die Einstrahlung der Sonne war, desto weniger Frauen erkrankten an Krebs. Am geringsten war das Risiko für Frauen, die zum Zeitpunkt der Studie im Süden der USA lebten, die in einer Region mit intensiver Sonnenstrahlung geboren waren oder dort wenigstens 20 Jahre lang gewohnt hatten. So stürzt uns die Wissenschaft in ein echtes Dilemma: Sonne schützt vor Brust- und Prostatakrebs, schädigt aber die Haut. Jammerschade, dass wir kein schützendes Fell mehr besitzen wie Affen, Hunde und Katzen, deren Haut bis ins hohe Alter glatt und makellos bleibt und bei denen Hautkrebse selten sind. Dabei waren wir haarlosen Zweibeiner auch schon zu Paleo-Zeiten keineswegs

wehrlos. Schließlich besitzt der Körper uralte Schutzmechanismen. Gibt man der Haut etwas Zeit, bildet sie lichtabweisende Pigmente, die unsere Haut bräunen. Zusätzlich verstärken sich die oberen Hautschichten und aus abgestorbener Haut entsteht die sogenannte Lichtschwiele, die ebenfalls schädliche Strahlen abhält. Je mehr Sonne auf die Haut gelangt, desto mehr Reparaturenzyme stellt der Körper her. So wächst der Schutz langsam mit den Anforderungen der Jahreszeit, er wird stärker, wenn die Tage länger werden und die Sonneneinstrahlung intensiver.
Innerhalb von Tagen und Wochen stellt sich der Körper vom dunklen Winter auf die Sonnenbelastung des Sommers um. Doch nützen die besten Paleo-Schutzmechanismen nichts, wenn wir bleichen Nordeuropäer uns plötzlich entscheiden, in ferne sonnige Länder zu fliegen und die durch lange Dunkelheit ungeschützte Haut dem Schock hoher Strahlung aussetzen.

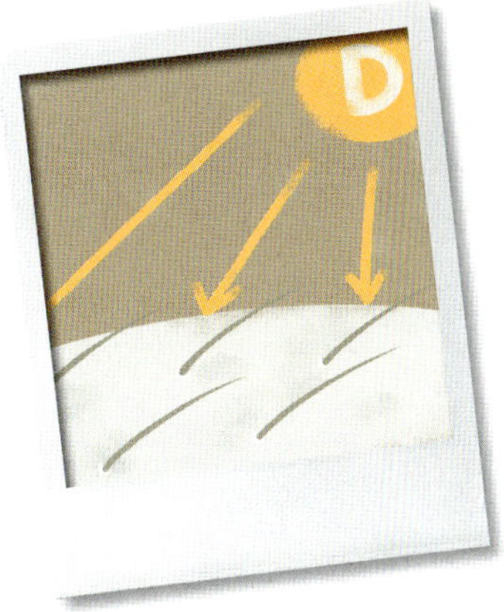

Sonnenschein für die Figur

Die meisten von uns, die in geschlossenen Räumen arbeiten und auch in der Freizeit gern zu Hause vor dem Bildschirm hocken, bekommen zu wenig Licht und zu wenig Schlaf. Ein Grund liegt im Gebrauch der digitalen Medien, von denen die Natur nicht ahnen konnte, dass wir einmal so viel Zeit damit verbringen würden. Mit der Gefühlswelt der Filme, Soaps und Serien, die täglich über die Kanäle flimmern, überfluten uns fremde Empfindungen und Aufregungen. Je später der Abend, desto stärker wirken sie auf uns. Sie beschleunigen den Puls und lassen die Neurotransmitter so nachhaltig durch das Nervengeflecht flitzen, dass oft noch lange nach dem Abschalten des Geräts nicht an Schlaf zu denken ist. Gerade wer empfindsam ist, braucht dann Zeit, bis sein Gehirn wieder zur Ruhe kommt. So schrumpft das Schlafbudget immer weiter – mit Folgen: Wer über längere Zeit sehr unruhig oder im Schnitt weniger als sechs Stunden pro Nacht schläft, muss damit rechnen, dass sein Körpergewicht ansteigt.
Gerät die innere Uhr aus dem Takt, fabriziert das Gehirn auch tagsüber zu viel vom einschläfernden Hormon Melatonin. Empfindliche Menschen reagieren darauf mit gedrückter Stimmung. Sie leiden unter Heißhunger auf Süßigkeiten und haben keinen Spaß an der Bewegung. Gelangt zu wenig Licht an die Haut, schwinden auch die Vitamin-D-Bestände. Nach aktuellen Erkenntnissen sollte

Sonne macht schlank. Nicht nur, weil sie dem Körper hilft, Vitamin D zu bilden, sondern auch, weil ihre UV-Strahlen den Zucker- und Fettstoffwechsel günstig beeinflussen.

Träum schön

Augen zu und schlank

Zu Paleo-Zeiten brauchten Menschen weder Kirchturmglocken noch digitale Armbanduhren. Sie gingen schlafen, wenn die Sonne unterging, und wachten auf, wenn es hell wurde. Das gelang ihnen perfekt, weil sie schon damals Zeitgeber im Inneren ihrer Zellen (Uhrengene) besaßen, die beim Einsetzen der Dunkelheit müde machten.

MELATONIN HILFT BEIM EINSCHLAFEN

Die Zirbeldrüse, ein winziges Organ im Zwischenhirn, produziert dafür heute wie damals ein Hormon: Melatonin. Es hilft beim Einschlafen und schaltet den Verdauungstrakt auf Nachtbetrieb. Bis zum nächsten Morgen, wenn der Kortisolspiegel wieder steigt, hemmt der Schlaf also normalerweise den Hunger. Das hat sich auch in 100 000 Jahren nicht geändert.

Tiefer Schlaf fördert unser seelisches Wohlbefinden, verbessert unser Gedächtnis und stärkt unsere Abwehrkräfte. Biologische Uhren in den Zellen kontrollieren ihn und eine zentrale Uhr im Gehirn steuert das Ganze. Sie wird vom Tageslicht synchronisiert und stellt alle anderen Uhren, die in den Zellen vorkommen.

NACHTS ALLE LICHTQUELLEN ABSCHALTEN

Licht ist der stärkste Zeitgeber für die innere Uhr des Menschen. Menschen, die in nachts hell beleuchteten, städtischen Wohnvierteln wohnen, schlafen oft weniger als solche in dunkleren, ländlichen Gebieten. Experten raten deshalb, nachts alle Lichtquellen abzuschalten und im Schlafzimmer keine elektronischen Bildschirmmedien (Mobiltelefon, Computer, Fernseher) zu nutzen, da das blaue Bildschirmlicht zusätzlich wach hält.

Die Verschiebung der inneren Uhr wird aber nicht nur durch nächtliches Licht beeinflusst. Der natürliche Rhythmus entgleist auch, wenn etwa jemand die Nacht regelmäßig zum Tage macht oder nachts Schichtarbeit leisten muss. Ohne ausreichenden Tiefschlaf läuft der Stoffwechsel aus dem Ruder. Dann steigt das Stresshormon Kortisol an und das Appetithormon Ghrelin macht Bärenhunger. Auch der Zuckerstoffwechsel gerät aus der Balance. Wer stets weniger als sechseinhalb Stunden pro Nacht schläft, kann Körper- und Gehirnzellen deshalb schlechter vorsorgen.

Sieben bis acht Stunden Schlaf sind ideal. Wer über Monate hinweg erheblich weniger schläft, muss damit rechnen, dass sein Gewicht kontinuierlich steigt.

der Vitamin-D-Spiegel höher liegen als früher gedacht. Gemessen daran sind die Werte in der deutschen Bevölkerung generell zu niedrig, sagt das Robert-Koch-Institut in Berlin.

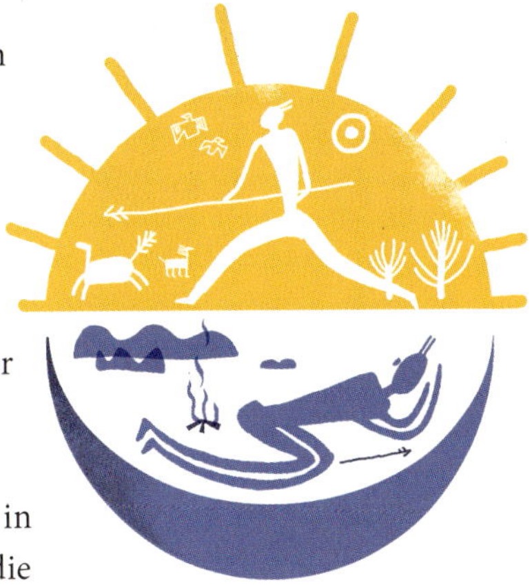

Bildschirmhocker gehen zu selten ans Licht

Durch unseren Lebensstil verstellt sich unsere innere Uhr und der Körper gerät leicht in einen Vitamin-D-Mangel. Dieses Vitamin kommt in der Nahrung kaum vor; wir sind darauf angewiesen, dass es der Körper selbst herstellt. Und das gelingt ihm nur dann in ausreichendem Maße, wenn wir täglich mindestens 20 Minuten die UV-Strahlung der Sonne an unsere Haut lassen (mit steigendem Alter noch mehr, da die hauteigene Vitamin-D-Produktion nachlässt). Gerade im Winter, wenn wir am liebsten drinnenbleiben und uns digital vergnügen, fehlt uns das Vitamin, falls wir im Sommer nicht oft genug im Licht waren und die Vorräte aufgefüllt haben. Schließlich fördert Vitamin D die Kalziumaufnahme und aktiviert so indirekt die Fettverbrennung.

Zum gesunden Paleo-Lebensstil gehört es deshalb, das Tageslicht auch im Winter nicht nur an Gesicht und Hände, sondern auch öfter an die Körperhaut zu lassen. Eine gute Gelegenheit dafür: Nach der Sauna unbekleidet draußen im Freien »abdampfen«. Auch gut: in einer geschützten Ecke des Balkons oder am weit geöffneten Fenster stehen, wenn mittags die Sonne hineinscheint. So wird die Bildung von Vitamin D stimuliert.

Wichtig beim kurzen Sonnetanken: Auf Sonnenbrille und Tagescremes mit Lichtschutzfaktor verzichten, Hände, Hals und Dekolleté unbedeckt lassen. Dies soll natürlich kein Aufruf zu plötzlichen langen und ungeschützten Sonnenbädern sein: Also an die üblichen Empfehlungen zum Sonnenschutz halten.

Uhren im Inneren der Zellen steuern unser Leben und das Ausmaß der Fettpolster. Der wichtigste Zeitgeber ist das Licht, das beste Schlafmittel die Dunkelheit.

Alle Vitamin-D-Quellen nutzen

Auch wenn man durch Nahrungsmittel allein höchstens 10 Prozent seines Vitamin-D-Bedarfs decken kann, lohnt es sich, diese Quelle zu nutzen und zweimal pro Woche Fisch als Hauptgericht zu wählen. Fette Sorten wie Makrele, Hering oder Lachs sind ideal. Ist kein guter Fischladen in der Nähe, kann man auch tiefgekühlten Fisch aus dem Supermarkt kaufen.

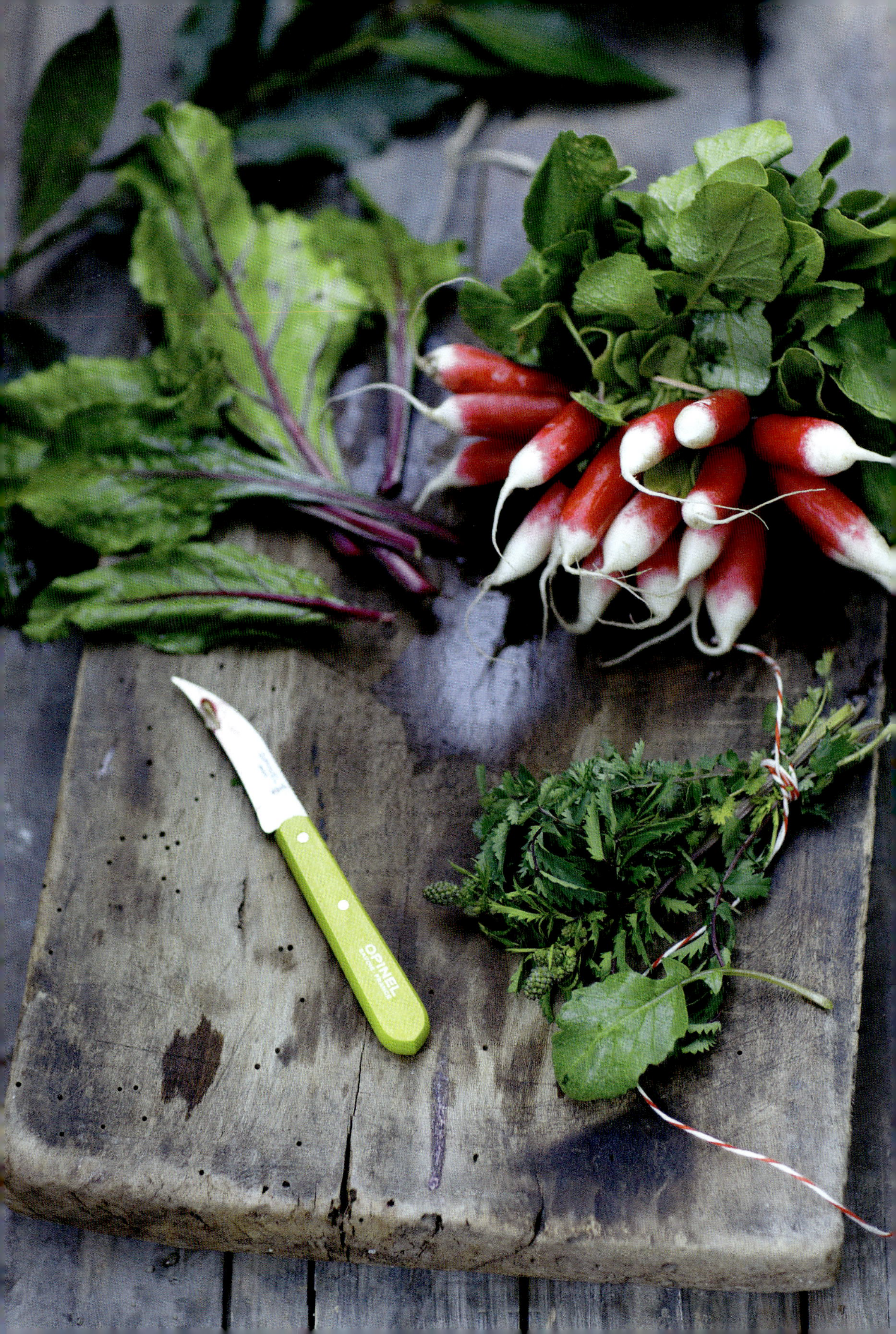
OPINEL

PALEO-DIÄT IM ALLTAG

Die neue Art zu essen lässt nicht nur
PFUNDE SCHWINDEN.
Sie verändert auch unsere Gewohnheiten.
Für Paleo-Einsteiger steht beim Kochen die
Natürlichkeit der Zutaten
an erster Stelle. Doch die Auswahl der
empfohlenen Lebensmittel ist groß. Also heißt es:
WAS SCHMECKT MIR?
WIE KAUFE ICH EIN?
Denn was wir in den Einkaufskorb
legen, bestimmt am Ende darüber,
was in unserem Magen landet.
Wer sich nicht zu ungewollten Spontankäufen
verlocken lässt, sondern gezielt auswählt,
hat schon halb gewonnen.

EIN BISSCHEN PALEO GEHT NICHT NUR VIER WOCHEN FÜR EINE NEUE FIGUR

Der Paleo-Trend entwickelt sich rasant. Weltweit gibt es immer mehr Fans und internationale Forschung. Zeit also, eigene Erfahrungen zu sammeln und testweise vier Wochen konsequent nach Paleo-Art zu leben.

Wer abnehmen möchte, beschränkt sich am besten auf die Basics. Also nur Naturprodukte kaufen, Fleisch, Fisch und Eier genießen, sich an Gemüse satt essen und täglich etwas Obst einplanen. Damit der Spaß am guten Essen nicht zu kurz kommt, mit Knochenbrühe, Nüssen, Kräutern und Gewürzen richtig gehaltvoll, lecker und kreativ kochen. Einen guten Überblick und viele Anregungen bieten die Mahlzeitenvorschläge ab Seite 64.

Von Tag zu Tag geht's leichter

Zum Angewöhnen

Der Einstieg ins Paleo-Leben braucht etwas Durchhaltevermögen, denn es ist zunächst ungewohnt, auf belegte Brote, Nudeln und Frühstücksflocken verzichten zu müssen. Doch Erfahrungen zeigen, dass es mit der Zeit immer leichter fällt, die Paleo-Diät umzusetzen. Wer eine Woche durchhält, schafft auch zwei und vier.
Die Abkehr von Getreide, Milch, Zucker und Hülsenfrüchten gleichen Paleo-Fans mit der Freiheit aus, aufs Kalorienzählen zu verzichten und etwas mehr Fett als bei anderen Diäten auf den Teller zu bringen. Auf Erstere muss man ernsthaft verzichten, weil der Körper die enthaltenen Kohlenhydrate sonst eilfertig wieder in Fett verwandelt und in den Polstern ablagert.
Innerhalb von 30 Tagen zeigt die Paleo-Diät deutliche Wirkungen. Bei vielen Einsteigern verändern sich nicht nur das Gewicht, sondern auch der Schlaf und das Empfinden für Stress. Aber wie geht es weiter? Engagierte Paleo-Fans erleben die gesundheitlichen Vorteile so stark, dass sie nach dem Vier-Wochen-Test für immer aus dem modernen Schlemmerleben aussteigen. Andere werden ihren Konsum an Fertigprodukten, Backwaren und Milch vielleicht nur einschränken. Je nachdem, welche Erfahrungen Paleo-Einsteiger gemacht haben, sie werden ihren persönlichen Weg finden.

DER PALEO-TEST

Für viele ist die Paleo-Diät einfach nur genial, und für Menschen mit empfindlichem Kohlenhydratstoffwechsel, Unverträglichkeiten oder zu wenig Bewegung sind die Chancen auf zügiges Abnehmen und mehr Wohlbefinden besonders groß.

SIND SIE DAS?

☐ Fällt es Ihnen schwer, zwischen Hunger und Appetit zu unterscheiden?

☐ Nehmen Sie gern kleine Snacks wie Bonbons oder Chips mit sich, falls Sie unterwegs Hunger bekommen?

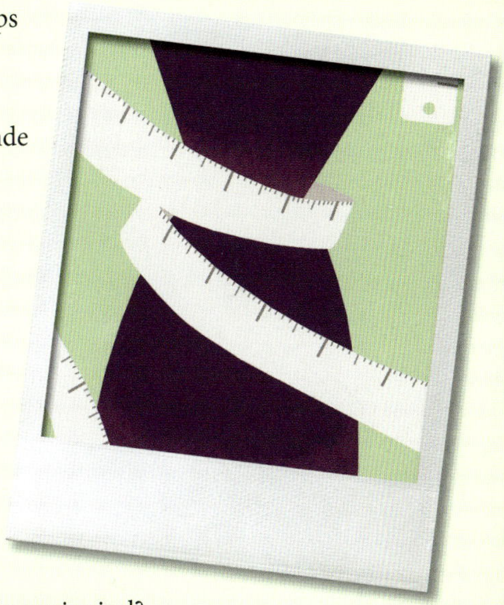

☐ Haben Sie, wenn Sie hungrig werden, das überwältigende Gefühl, Sie müssten sofort etwas essen?

☐ Kann es passieren, dass Sie nach dem Verzehr von Süßigkeiten, Milchprodukten, Brot oder Gebäck Verdauungsbeschwerden bekommen?

☐ Waren Sie früher körperlich aktiver als heute?

☐ Fühlen Sie sich oft kraftlos, fehlt Ihnen manchmal der Antrieb?

☐ Werden Sie ärgerlich, nervös oder ängstlich, wenn Sie hungrig sind?

☐ Hat beim Arzt ein Glukosetoleranztest eine Störung angezeigt? Sind Sie Diabetiker?

IHRE ANTWORTEN

Wenn Sie mehr als zwei Fragen mit Ja beantwortet haben, bietet Ihnen die Paleo-Diät besondere Chancen, typgerecht abzunehmen. Falls Sie Medikamente nehmen, besprechen Sie mit Ihrem Arzt, ob eine kohlenhydratreduzierte Ernährung wie Paleo günstig für Sie ist. Gerade Diabetiker und Menschen, die kortisonhaltige Medikamente einnehmen, bekommen ihr Gewicht oft sehr viel besser in den Griff, wenn sie dauerhaft auf Getreide- und Milchprodukte verzichten.

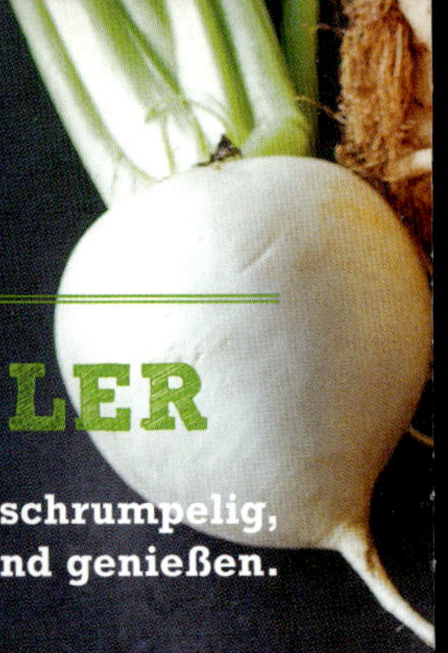

WURZELN & KNOLLEN

DIE MAGENSCHMEICHLER

Was unter der Erde wächst, ist manchmal etwas krumm und schrumpelig, aber immer köstlich und figurfreundlich! Also zugreifen und genießen.

Mit ihrer Vielfalt bereichern die **würzig-leckeren Sattmacher** die Paleo-Küche das ganze Jahr über und bieten genau das, was wir beim Abnehmen dringend brauchen: Sie halten den **Energiepegel** lange hoch, liefern viele Vitamine, Mineral- und **Biostoffe**, aber wenig Kalorien. So stecken zum Beispiel in den unscheinbaren und billigen Steckrüben mehr Vitamine als in Äpfeln und Birnen.

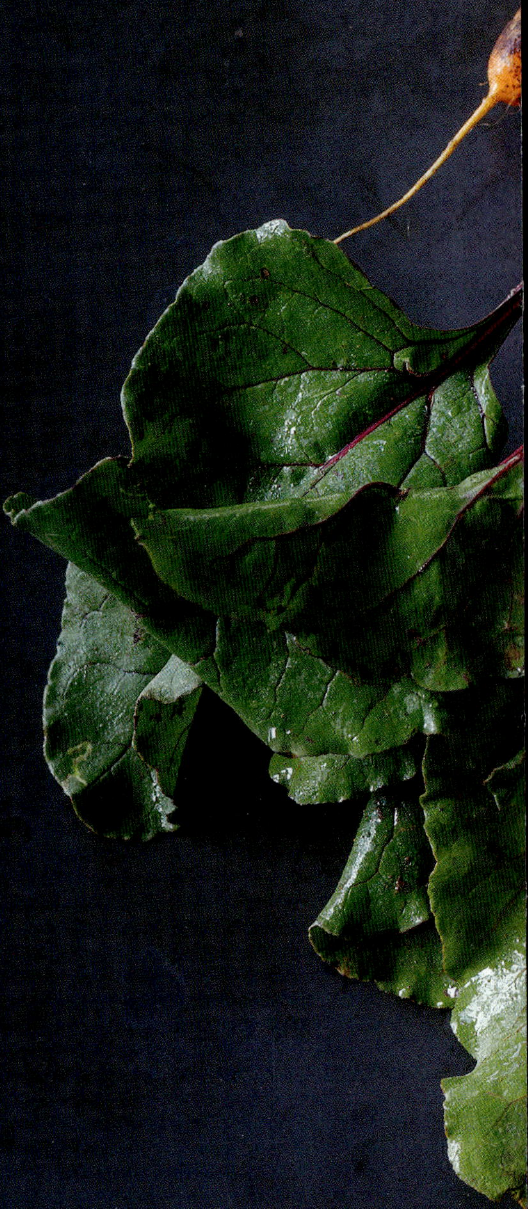

Möhren, Rote Bete und Sellerie gibt es im Supermarkt, Meerrettichwurzeln, Topinambur, Schwarzwurzeln und Pastinaken sind in guten Gemüseläden zu finden. **Frisch und günstig** bieten die Hofläden der Bauern eine Auswahl, Städter gehen auf den Wochenmarkt.

Puristen kochen die Gemüse aus der Erde **am liebsten ungeschält** im Ganzen. Denn die Schale verhindert, dass wertvolle Stoffe ins Kochwasser übergehen. **Hocharomatisch** geraten Wurzeln und Knollen im Backofen (s. S. 115). Saftig schmecken sie frisch geraspelt als Rohkost, in feinen Scheiben kann man sie wie Kartoffeln braten. Gekocht und mit einem Löffel Mandelmus aufgemixt, ergeben sie cremige Pürees. Auch die jungen Blätter von Möhren, Sellerie und Radieschen schmecken, vor allem in Suppen und Schmorgerichten, aber auch mit Früchten in grünen Smoothies.

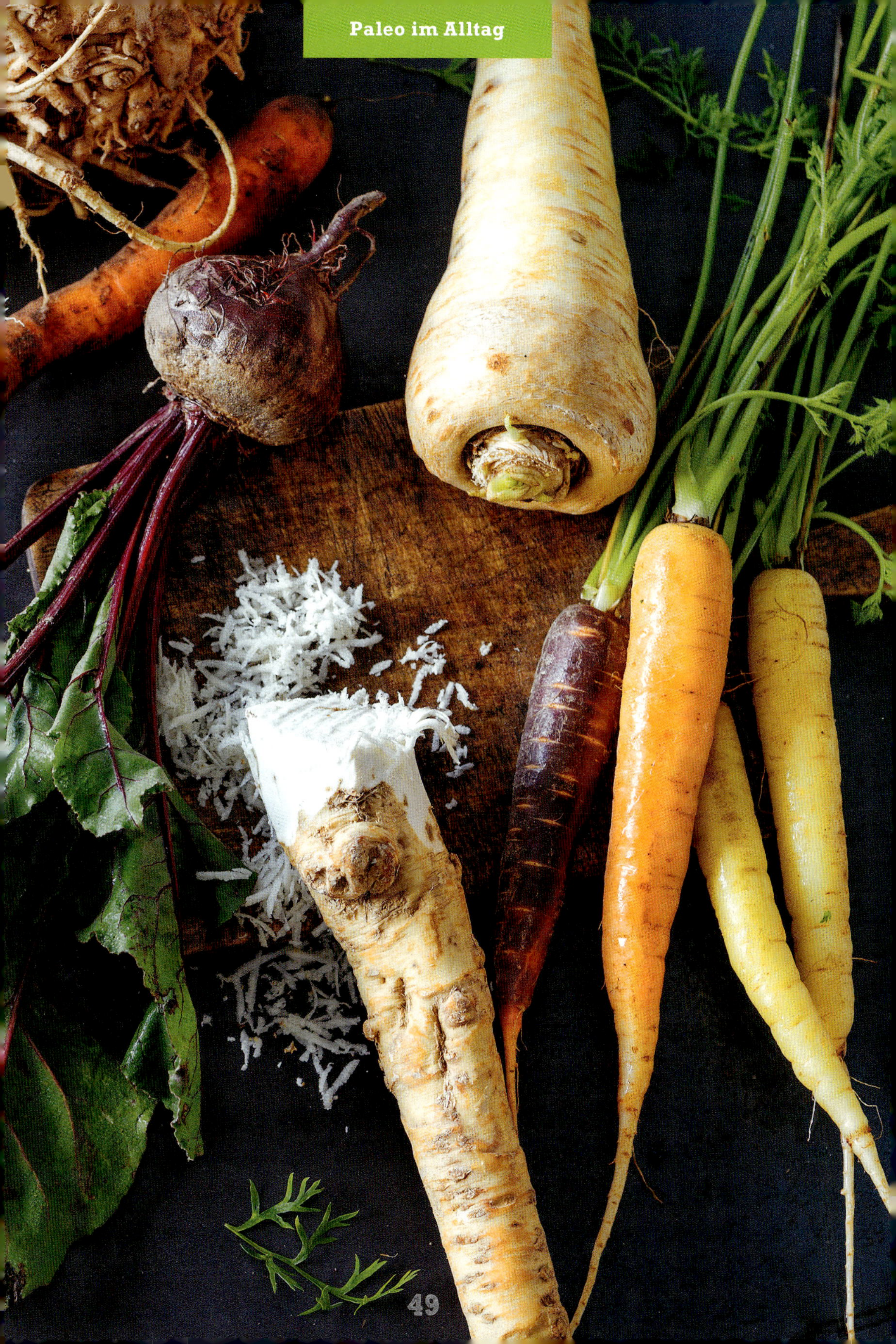

DAS LEBEN IM PALEO-STIL ESSEN, WAS UNSER KÖRPER WIRKLICH MAG

Wir sind nicht klüger als Mutter Natur! Vier Wochen leben nach Paleo-Art, das heißt: Fixe Magenfüller und Fertigprodukte erst einmal vergessen. Dafür kommt Feinkost von Feld, Wald und Wiese auf den Teller.

Zu Paleo-Zeiten war Fett knapp. Denn das Fleisch von Fisch und Wildtieren ist von Natur aus mager, nur Nüsse und Samen lieferten mehr Fett. An diesen Mix hat sich der Mensch 2,5 Millionen Jahre lang gewöhnt. Es ist daher sinnvoll, insgesamt an Fett zu sparen, aber nicht unbedingt bei Fisch und Fleisch auf magere Sorten zu setzen. Der Hintergrund: Fisch und Wild liefern nervenschützende Omega-3-Fettsäuren, an denen es uns modernen Menschen oft fehlt. Deshalb empfiehlt es sich, für Salate und kalte Gerichte auch kleine Mengen Walnuss- und Sanddornkernöl zu verwenden.

Beste Sattmacher

Ruhig mehr Eier essen!

Uns Konsumenten die Eier zu vergällen, ist einer der größten Fehler, den sich die internationale Wissenschaft in der Vergangenheit geleistet hat. Millionen Ernährungsbewusste verzichteten zähneknirschend auf die angeblich herzschädigenden Cholesterinbomben. Dabei hatten die Experten versäumt herauszufinden, was im Körper wirklich passiert. Jetzt wissen wir es: Eier schützen Herz und Gefäße und helfen beim Abnehmen (s. S. 134).

Ohne Milch zu wenig Kalzium?

Das weiß fast jeder: Milch ist der beste Lieferant für den knochenfreundlichen Mineralstoff Kalzium. Doch unsere frühen Vorfahren verfügten auch ohne Milch über wunderbar starke Knochen. Warum? Weil sie sich kräftig bewegten, was den Einbau von Kalzium erst möglich macht. Sie waren täglich draußen im Licht, hatten deshalb reichlich Vitamin D im Blut und bezogen ausreichend Kalzium aus einer Fülle von Pflanzen. Prima Kalziumquellen sind grüne Gemüse, Mandeln, Nüsse und Samen. Eine Portion Brokkoli (200 g) liefert mehr Kalzium als ein Becher Joghurt (150 g).

Mach mal Pause

2,5 Millionen Jahre 5:2-Diät

Als Jäger und Sammler erlebten unsere frühen Vorfahren oft Zeiten des Überflusses. Dann war die Jagd erfolgreich und es gab genug Nüsse, Früchte und Gemüse, um sich mehr als satt zu essen. Häufig wurden die Schlemmerzeiten jedoch von Tagen oder Wochen des Mangels unterbrochen, in denen sie hungrig blieben. Dieser Wechsel von Überfluss und Hunger hat Spuren in uns hinterlassen.

WARUM FASTENZEITEN ZUR PALEO-DIÄT GEHÖREN

Immer mehr stellt sich heraus, dass uns eine gleichmäßige Dauerberieselung mit Kalorien schadet, weil der Körper Esspausen braucht, um sich zu regenerieren. Fastenzeiten sorgen dafür, dass wir unsere Trägheit abschütteln und Fettdepots auflösen. Triebfeder für dieses Bündel erfreulicher Effekte ist ein Schalter in unseren Zellen. Er springt nur an, wenn gerade nichts zu essen da ist und sich das Verdauungssystem ausruht. Sein Gegenspieler ist das Hormon Insulin. Es gelangt nach jeder Mahlzeit ins Blut und schaltet den nützlichen Prozess wieder ab.
Wer innerhalb der Paleo-Diät zügig abnehmen möchte, kann die alten Zeiten aufleben lassen und zwischendurch ein oder zwei Tage fasten, also die Nahrung extrem einschränken. So bleiben die Entbehrungen zeitlich begrenzt.
Wer an den Fastentagen streng mit sich ist, kann danach wieder zur Paleo-Diät zurückkehren, bei der die Essmengen nicht begrenzt sind. Das ist sinnvoll, weil die Sucht nach Zucker, Fett und Salz, unter der viele Übergewichtige leiden, durch Fastentage ausgebremst wird und sich die abgestumpften Belohnungssysteme im Gehirn erholen können.

WAS GIBT'S ZU ESSEN?

5:2, das steht für: 5 Tage essen, 2 Tage Diät. Das Fastenmenü nach der 5:2-Diät ist simpel. Pro Tag etwa 250 Gramm magere eiweißreiche Lebensmittel auf den Tisch bringen, dabei zwischen Fisch, Geflügel, Fleisch und Eiern auswählen, was einem schmeckt. Wenig Fett verwenden und den Teller üppig mit etwa 500 Gramm Gemüse füllen. Verzichten muss man wie bei der Paleo-Diät auf Getreideprodukte wie Brot, Gebäck und Nudeln. Klar, natürlich auch auf Zucker und Süßigkeiten!

Paleo trifft 5:2. Immer mal wieder ein, zwei Tage die Woche stark sein, um die Esslust zu bremsen und den Appetit zu regulieren (s. auch Buchempfehlung S. 138 »Die 5:2-Diät«).

PALEO – DIE AUSWAHL IST GROSS

NATÜRLICHE LEBENSMITTEL SIND IDEAL

Lassen Sie es sich einfach schmecken. Die Auswahl an Lebensmitteln für die Paleo-Diät ist groß. Schauen Sie am besten gleich in unsere ausführlichen Einkaufslisten, die Ihnen einen guten Überblick geben.

Beim Lesen der Listen werden Sie hier und da auf Lebensmittel stoßen, die Sie im Laden um die Ecke nicht bekommen. Die meisten findet man in großen Verbrauchermärkten, im Naturkosthandel, in Hofläden, Reformhäusern, in Asia- und türkischen Läden, außerdem auf Wochenmärkten mit regionalem Angebot. Umfangreich ist die Auswahl in Versandshops im Internet. Das gewünschte Lebensmittel als Stichwort mit dem Zusatz »kaufen« in die Suchmaschine eingeben, dann erscheint eine Vielzahl von Angeboten.

1 FLEISCH, WILD, GEFLÜGEL UND EIER

Fleisch: *Rind, Kalb, Schwein, Lamm und Ziege aus artgerechter Haltung, Weidetiere und Produkte von bäuerlichen Erzeugergemeinschaften bevorzugen. Alle Teile, auch Hackfleisch und frische Bratwurst (ohne Zusatzstoffe).*

Vor allem gut: *durchwachsene Stücke mit Knochen, auch Innereien sind paleo. Ebenso Bündner Fleisch und anderes getrocknetes Fleisch ohne Zusätze. Fertig marinierte Fleischstücke meiden!*

Wild: *Hirsch, Reh, Wildschwein, Damwild, Kaninchen, Hase.*

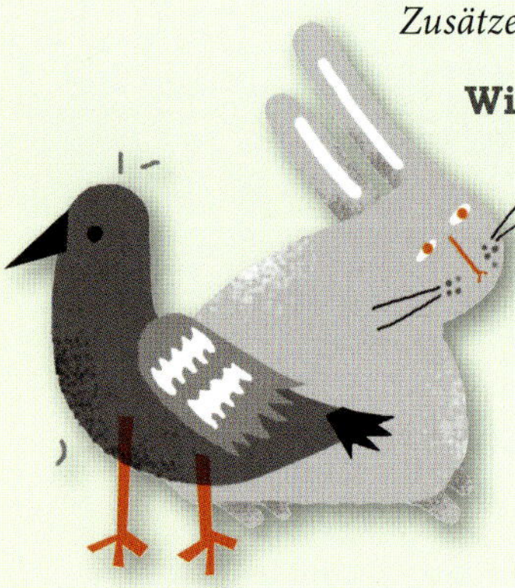

Zuchtgeflügel: *Huhn, Ente, Gans, Wachtel, Pute, Perlhuhn, Strauß. Aus artgerechter Haltung, vorzugsweise Freilandhaltung.*

Wildgeflügel: *Fasan, Rebhuhn, Wildente, Wildgans, Wildtaube und Wachtel.*

Eier: *Hühnereier aus Freilandhaltung, Wachteleier, Enten- und Gänseeier nur hart gekocht verwenden.*

2 FISCH UND MEERESFRÜCHTE

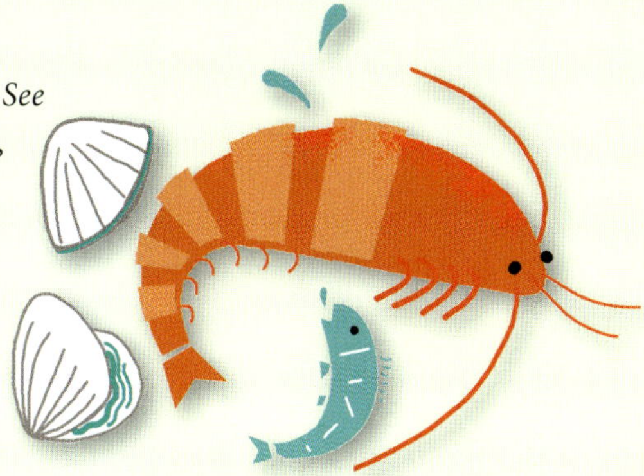

Alle Sorten Wildfang *aus Meer, See und Fluss (nachhaltiger Fang), frisch, tiefgekühlt oder geräuchert.*

Besonders geeignet: *Forelle, Wildlachs, Makrele, Hering und Sardine.*

Alle Sorten Zuchtfisch aus kontrollierter Aquakultur, *außerdem frische oder tiefgekühlte Miesmuscheln, Scallops, Jakobsmuscheln, Austern, Tintenfische, Kalmare (Calamari), Hummer, Langusten, Flusskrebse, Garnelen, Forellen- und Keta-Kaviar.*

3 GEMÜSE UND FRÜCHTE

Gemüse: *frisch oder tiefgefroren, pur, ohne weitere Zusätze wie etwa Saucen oder Würzmischungen. Alle Sorten Blattgemüse (Salate, Chicorée, Spinat, Rucola, Mangold, Melde), Wurzeln und Knollen (s. S. 48/49), alle Kohlsorten (s. S. 56/57), Fruchtgemüse wie Tomaten, Paprika, Zucchini, Aubergine, Gurke, Kürbis, alle Zwiebelgemüse, inklusive Porree, Lauchzwiebeln, Bärlauch, Sprossen wie etwa Kresse, Shisokresse, Radieschen- oder Alfalfasprossen (ausgenommen Soja- und Hülsenfruchtsprossen). Sauerkraut, Salicorn (Queller), essbare Algen wie Nori, Dulse und Laitue de mer. Außerdem alle Zuchtpilze, essbare Wildpilze, natürlich auch Trüffel.*

Früchte: *vor allem frisch oder tiefgekühlt, in kleinen Mengen auch getrocknet. Alle Beerensorten, alle Zitrusfrüchte, Äpfel, Aprikosen, Birnen, Datteln, Feigen, Pfirsiche, Melonen, Kakis, Kirschen, Mirabellen, Nektarinen, Pflaumen, Weintrauben.*

4

NÜSSE UND KERNE

Alle Sorten *(außer Erdnuss, das ist eine Hülsenfrucht), roh, unblanchiert und unbehandelt, ohne Zusätze. Also: Mandeln, Macadamia, Maronen (Esskastanien; auch als Mehl), Hasel-, Wal-, Pecan, Cashew- und Paranusskerne, Kokosnuss, Pinien-, Pistazien-, Sonnenblumen-, Sesam- und Kürbiskerne, Leinsamen, Mohn, Kakaobohnen und Kakaopulver, Nuss- und Mandelmus ohne Zusätze, Tahini.*

5

KRÄUTER, BLÜTEN UND GEWÜRZE

Küchenkräuter: *alle Sorten frisch, getrocknet oder tiefgekühlt, zum Beispiel Basilikum, Schnittlauch, Petersilie, Oregano, Lorbeer, Minze, Majoran, Salbei, Rosmarin, Thymian, Korianderblätter, Liebstöckel, Wacholder, außerdem Würzknollen wie Ingwer, Meerrettich oder Galgant.*

Essbare Wildkräuter *wie Brennnesseln, Löwenzahn, Giersch, Vogelmiere, Breit- und Spitzwegerich, Wiesenschaumkraut, Knoblauchrauke, Feldwicke, Gundermann, Sauerampfer, Lungenkraut, Frauenmantel, Melisse, Schafgarbe, Gänsefingerkraut.*

Gewürze: *alle Einzelgewürze ohne Zutatenliste (das heißt, außer dem Gewürz gibt es keine weiteren Zutaten), also zum Beispiel Pfeffer, Muskat, Zimt, Nelke, Kurkuma, Anis, Kümmel, Kreuzkümmel, Paprika, Safran, Piment, Vanille, Koriander.*

Gewürzmischungen aus 100 Prozent Gewürzen *und ohne Füllmittel wie etwa Reismehl, getrocknet oder als Paste (zum Beispiel Curry, Chilipulver, bunter Pfeffer oder Kräuter der Provence).*

Blüten: *Blütenpollen (männlicher Blütenstaub), alle essbaren Blüten, zum Beispiel Gänseblümchen, Kresse, Lavendel, Ringelblume, Rosen, Begonien, Stiefmütterchen, Blüten von Obstbäumen, Kamille, Lindenblüten, Verbene, Weißdorn und viele mehr.*

6

ÖLE UND FETTE

Zum Braten und Frittieren: *Gänse- und Schweineschmalz, fetter Speck, Butterschmalz (Ghee), Kokosöl bzw. ungehärtetes Kokosfett, Red Palm (natives rotes Palmöl), naturbelassenes Rinderfett.*

Zum milden Braten und Dünsten: *Butter, Omega-3 DHA-Öl, Sesam- und Olivenöl.*

Für Salate: *kalt gepresste Nussöle wie etwa Mandel-, Walnuss-, Haselnuss-, Macadamia-, Pistazien- und Olivenöl.*

In kleinen Mengen: *Hanf-, Lein-, Sanddornkernöl und Borretschöl.*

7

SÜSSES

Statt Zucker zum Süßen nur Naturprodukte wie Honig und Ahornsirup.

8

FLÜSSIGKEITEN

Leitungs- und Mineralwasser, Kokosmilch, Mandelmilch, alle Sorten von Kräuter- und Schwarztee ohne zugesetzte Aromastoffe, Kaffee.

9

KOMPROMISSE

Lebensmittel, die nicht typisch paleo sind, aber **den Alltag erleichtern** *und wenig Nachteile bringen:*
Gemüse-, Fleisch- oder Fischfond (TK oder Glas, keine Instantbrühen).
Senf, Meerrettich, Tomatenmark, Essig (außer Balsamessig), Gelatine, Thunfisch naturell (Dose), Sardinen naturell (Dose), Sardellen (Glas), Tomaten (Dose).
Dunkle Schokolade, ab 70 Prozent Kakaoanteil.

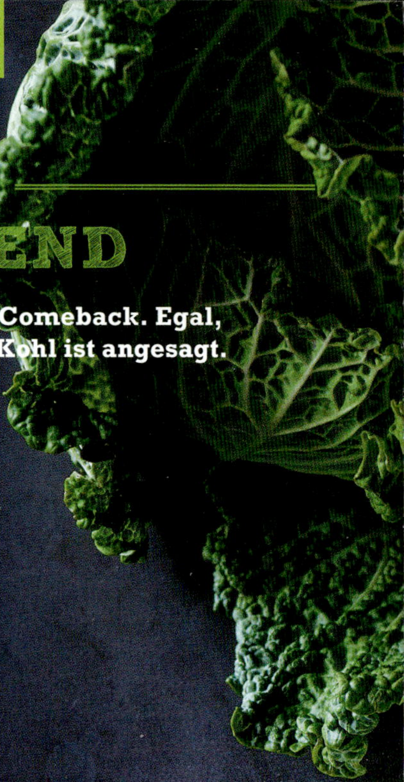

KOHLGEMÜSE
TOTAL IM TREND

Das vielseitige Gemüse erlebt gerade ein großes Comeback. Egal, ob herzhaft deftig zubereitet oder asiatisch edel: Kohl ist angesagt.

Zur großen Familie gehören nicht nur herzhafte Sorten wie Wirsing, Brokkoli, Pak Choi, Rot- und Weißkohl, sondern auch zarte Pflanzen wie Rucola, Kohlrabi, Blumen- oder Chinakohl, die geraspelt oder fein geschnitten als Rohkost wunderbar schmecken. **Am besten frische Ware aus regionalem Anbau kaufen.**

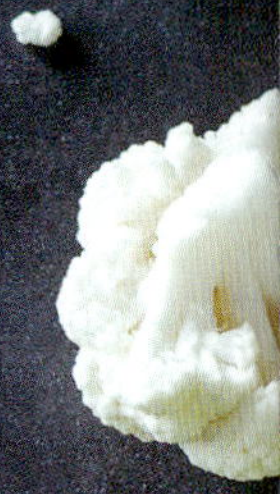

Damit **Kohlgerichte** perfekt paleo werden, immer **mutig würzen**. Alle Sorten vertragen sich wunderbar mit Ingwer, Curry, abgeriebenen Zitrusschalen, Chili, Knoblauch, Kreuzkümmel, Muskat und Senf. Überraschend edel sind Kohlgerichte mit Vanille. Auch lecker: Beim Kochen und Dünsten einen Aufgussbeutel Fenchel-Anis-Kümmel-Tee zufügen. **Das macht Kohlgemüse leicht verdaulich** und man beißt später nicht auf Gewürzkörnchen. Wer die feinen Bitternoten mancher Kohlsorten mildern möchte, gibt ganz zum Schluss eine Löffelspitze Honig und ein paar Tropfen Zitronensaft hinzu.

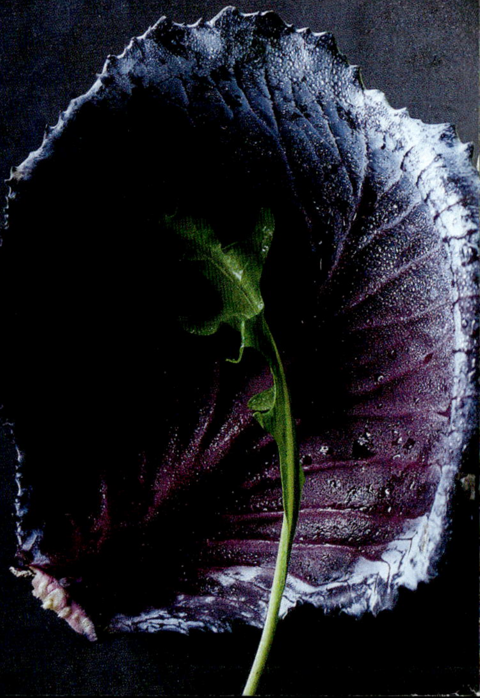

Ist Kohl auch gesund? Natürlich! Alle Sorten liefern **reichlich Vitamine und Mineralstoffe**. Außerdem strotzen sie vor Duft-, Farb- und Aromastoffen, die das Gemüse geradezu in Heilmittel verwandeln. Brokkoli, Grünkohl und Co. können sogar Krebsstammzellen schwächen und **gesunde Zellen vor Schäden bewahren**. Die Wirkstoffe dafür liefert die Natur.

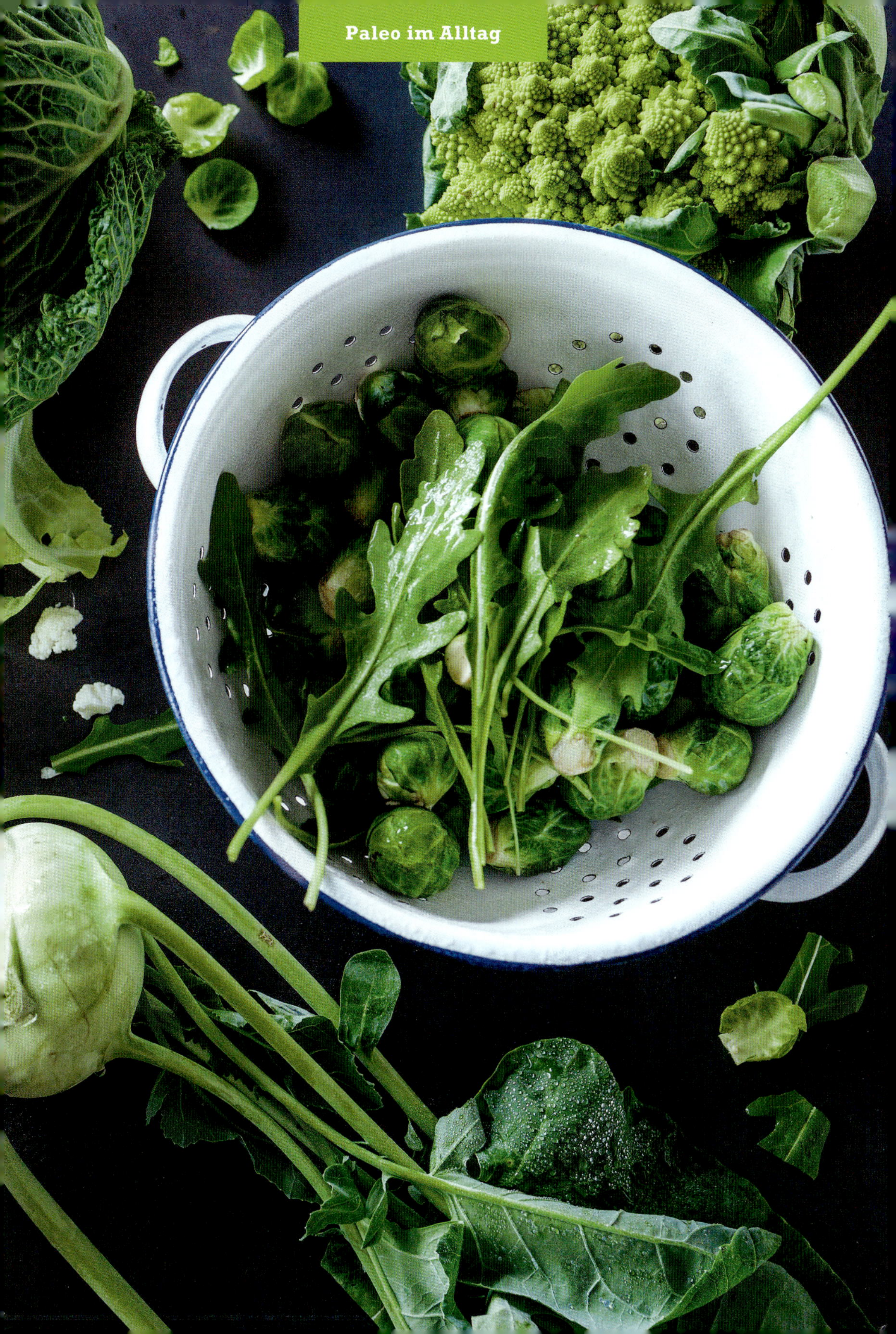

WIE VIEL DARF ICH WOVON ESSEN? WER SPORT TREIBT, KANN ZULANGEN

Der Clou bei der Paleo-Diät ist nicht, stets das größte Steak auf den Grill zu legen, sondern es geht darum, möglichst viel Grünzeug zu essen. Wenn es also Fleisch gibt, dann niemals ohne Gemüse.

Zwei Drittel bis drei Viertel des Tellers sollte mit Gemüse gefüllt sein. Der Rest ist reserviert für Fleisch, Fisch, Eier oder Nüsse. Die Mengen sind nicht festgeschrieben, sie richten sich vielmehr nach der Körpergröße des Paleo-Neulings und danach, wie aktiv er ist. Wer reichlich Sport treibt oder körperlich schwer arbeitet, kann bei süßen Früchten und Honig ruhig großzügiger zulangen als der gemeine Bürositzer ohne viel Bewegung. Auf ein paar Gramm hin oder her kommt es aber gar nicht an, wenn man die Regeln einhält.

Ein Gefühl für die Menge

Zur Orientierung

Hier ein paar Anhaltspunkte für die Planung. Eine warme Hauptmahlzeit, die nur aus Fisch oder Fleisch und Gemüse besteht, kann zwischen 600 und 1 000 Gramm wiegen. Diese Menge macht die meisten Menschen rundherum richtig satt. An Tagen ohne Fleisch und Fisch kann die Gemüsemenge sogar noch üppiger ausfallen. Eine sättigende Portion Fisch wiegt etwa 200 Gramm. Wer einen Fisch im Ganzen zubereitet, rechnet für Kopf, Gräten und Flossen pro Person 50 Gramm zusätzlich. Für 200 Gramm Fischfleisch also 250 Gramm vom ganzen Fisch einkaufen.

Fleisch und Geflügel sind sättigender als Fisch, deshalb reichen meist 150 bis 180 Gramm pro Portion. Bei Fleischgerichten mit Knochen 50 bis 100 Gramm mehr einkalkulieren. Ist das Fleisch durchwachsen und recht fett, das Gemüse zum Ausgleich fettarm zubereiten, zum Beispiel also einfach in Knochenbrühe (s. S. 131) oder wenig Salzwasser dünsten. Um aus großen Mengen Gemüse leckere bunte und sehr befriedigende Mahlzeiten zu zaubern, lohnt es sich, auch Saucen und als Beilagen Pürees aus Gemüse zuzubereiten (s. S. 62). Ebenfalls sehr gut: Zusätzlich zum gegarten Gemüse einen Salat essen.

DIE PALEO-PYRAMIDE

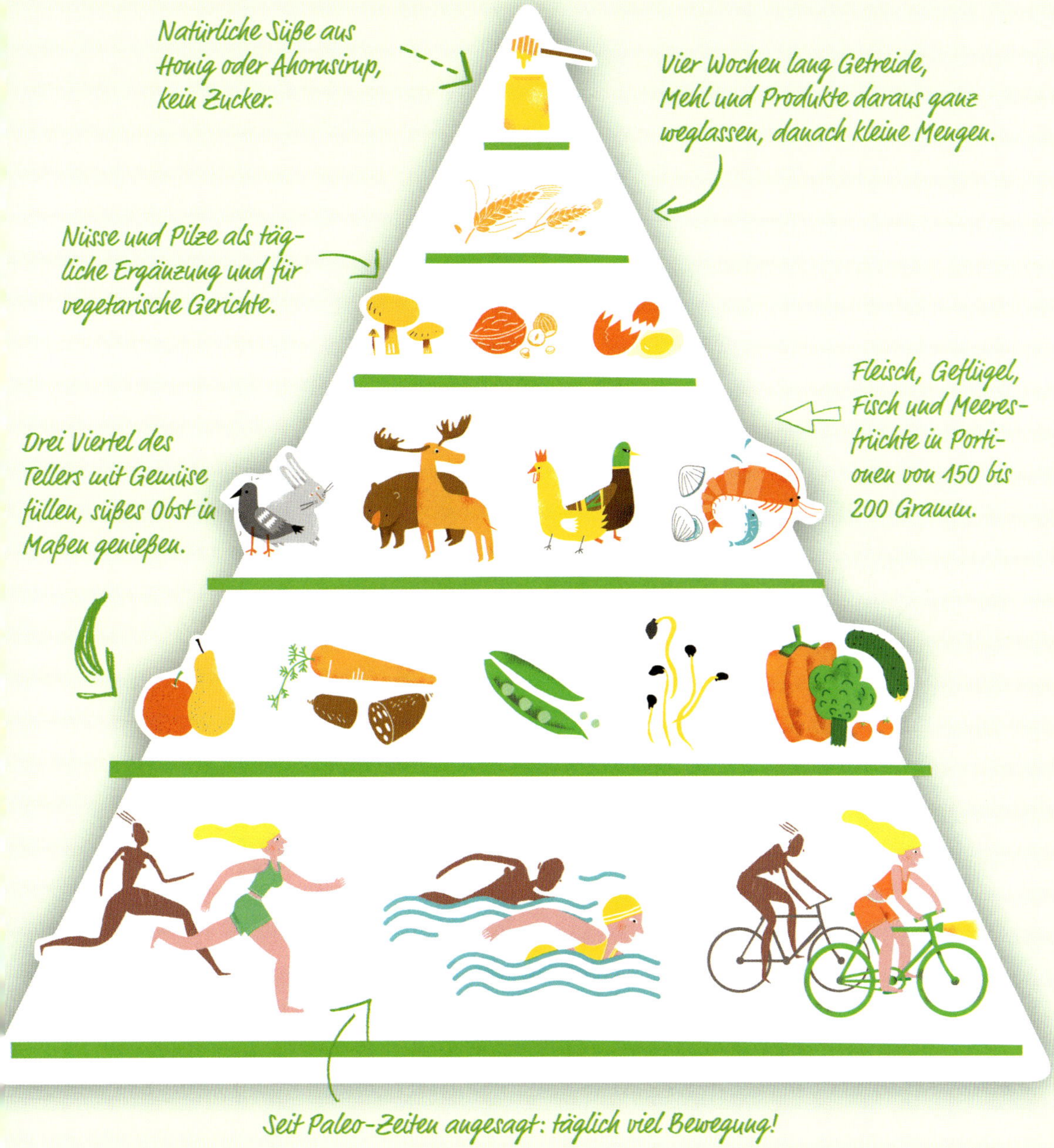

Natürliche Süße aus Honig oder Ahornsirup, kein Zucker.
Vier Wochen lang Getreide, Mehl und Produkte daraus ganz weglassen, danach kleine Mengen.
Nüsse und Pilze als tägliche Ergänzung und für vegetarische Gerichte.
Fleisch, Geflügel, Fisch und Meeresfrüchte in Portionen von 150 bis 200 Gramm.
Drei Viertel des Tellers mit Gemüse füllen, süßes Obst in Maßen genießen.
Seit Paleo-Zeiten angesagt: täglich viel Bewegung!

PURE LEICHTE NATUR GENIESSEN

PALEO-TAGE MIT UND OHNE FLEISCH

Paleo-Diät, das heißt, ohne Kalorienzählen und Abwiegen mal wieder mit Lust in ein saftiges Stück Fleisch beißen. Dennoch: Der Schwerpunkt bleibt eine neue leichte Gemüseküche. Probieren Sie es doch aus.

Auch bei der Paleo-Diät soll es nicht jeden Tag Fleisch geben. Ein guter Mix: Fleisch, Fisch, Eier und fleischlose Paleo-Köstlichkeiten im Wechsel. Die hier folgenden Vorschläge für leckere Mahlzeiten-Kombinationen und Speisefolgen (Frühstück, Mittag, Abend) sollen als Beispiele dienen. Wer sich daran halten möchte, kann die Menüs innerhalb der vier Paleo-Wochen wiederholen, aber natürlich auch mit den Rezepten (ab S. 62) oder mit anderen Kreationen ganz nach eigenem Geschmack abwandeln.

Tage mit Fleisch und Geflügel

Frühstück: Spiegeleier mit Speck und Tomaten (s. S. 67)
Mittag: Rote-Bete-Suppe mit Rindfleisch (s. S. 78)
Abend: Mandelschnitzel mit Paprikagemüse (s. S. 90) und gemischtem Salat mit einer Handvoll selbst gesammelter Wildkräuter der Saison (s. S. 30), Kräuterdressing (s. S. 135)

Frühstück: Apfel-Möhren-Porridge (s. S. 65)
Mittag: Wirsing mit Kokosmus (s. S. 110) und pürierte Süßkartoffeln als Beilage, garniert mit essbaren Blüten (s. S. 30)
Abend: Krustenbraten (s. S. 94) mit Weißkrautsalat (s. S. 75) oder Putenschnitzel mit Kokoskruste und Spinat (s. S. 86). Als Dessert Paleo-Eiscreme (s. S. 129)

Frühstück: Kokos-Muffins (s. S. 68) mit Orangen
Mittag: Bunter Salatteller mit Kräuterdressing (s. S. 135) und Streifen von der Entenbrust aus dem Backofen (s. S. 82) oder vom saftigen Schweinerücken (s. S. 92)
Abend: Würziges Wildragout (s. S. 99) mit Kürbis oder Pastinaken vom Blech (s. S. 115)

Tage mit Fisch und Krustentieren

Frühstück: Asia-Rührei mit Sprossensalat (s. S. 66)
Mittag: Rotbarsch mit Mandelkruste (s. S. 103), dazu gedünsteter Brokkoli mit roter Paprikasauce (s. S. 125)
Abend: Schwarzwurzeln mit Birnen und Zwiebeln (s. S. 116), Aprikosenflan mit Vanille (s. S. 127) als Dessert

Frühstück: Schoko-Nusskuchen mit Beeren (s. S. 69)
Mittag: Brokkolisuppe mit Süßkartoffeln (s. S. 79), dazu als Dessert frische Früchte
Abend: Gegrillter Thunfisch auf gedünstetem pürierten Kohlrabi (s. S. 48), dazu Blattsalate mit Kräutern und Dressing (s. S. 135)

Frühstück: Süße Avocadocreme (s. S. 127) mit frischen Früchten
Mittag: Makrelen auf Chinakohl (s. S. 107), dazu geschmorte Schalotten oder gemischte Blattsalate mit Dressing (s. S. 135)
Abend: Gemüsesticks mit Avocadodip (s. S. 77) und einer Portion geräuchertem Forellenfilet oder gegarten Shrimps

Tage ohne Fleisch und Fisch

Frühstück: Bunte Rühreier (s. S. 67) und Paleo-Fruchtriegel zum Mitnehmen (s. S. 126)
Mittag: Petersilienwurzel-Curry (s. S. 115), dazu gedünsteter pürierter Brokkoli (s. S. 56) als Beilage
Abend: Weißkraut mit Sternanis (s. S. 123), dazu gebackener Kürbis vom Blech (s. S. 115)

Frühstück: Pflaumen-Smoothie (s. S. 70) plus ein Apfel und eine kleine Handvoll Nüsse (s. S. 137 Paleonüsse) zum Mitnehmen
Mittag: Kohlrabigemüse mit Pepitas (s. S. 137), dazu pürierte gedünstete Möhren (s. S. 48) und ein Kästchen Kresse als Beilage
Abend: Gekochte Eier auf Blattspinat (s. S. 118), garniert mit Gänseblümchen oder Hornveilchen, Obst als Dessert

Frühstück: Gewürztes Möhren-Birnen-Müsli (s. S. 64) und dazu Morgentee mit Ingwer (s. S. 64)
Mittag: Steckrüben (s. S. 112), bestreut mit Sonnenblumenkernen (s. S. 137 Pepitas) und als Dessert zarte Fruchtcreme (s. S. 128)
Abend: Blumenkohl mit Pistazien (s. S. 123), dazu Rührei

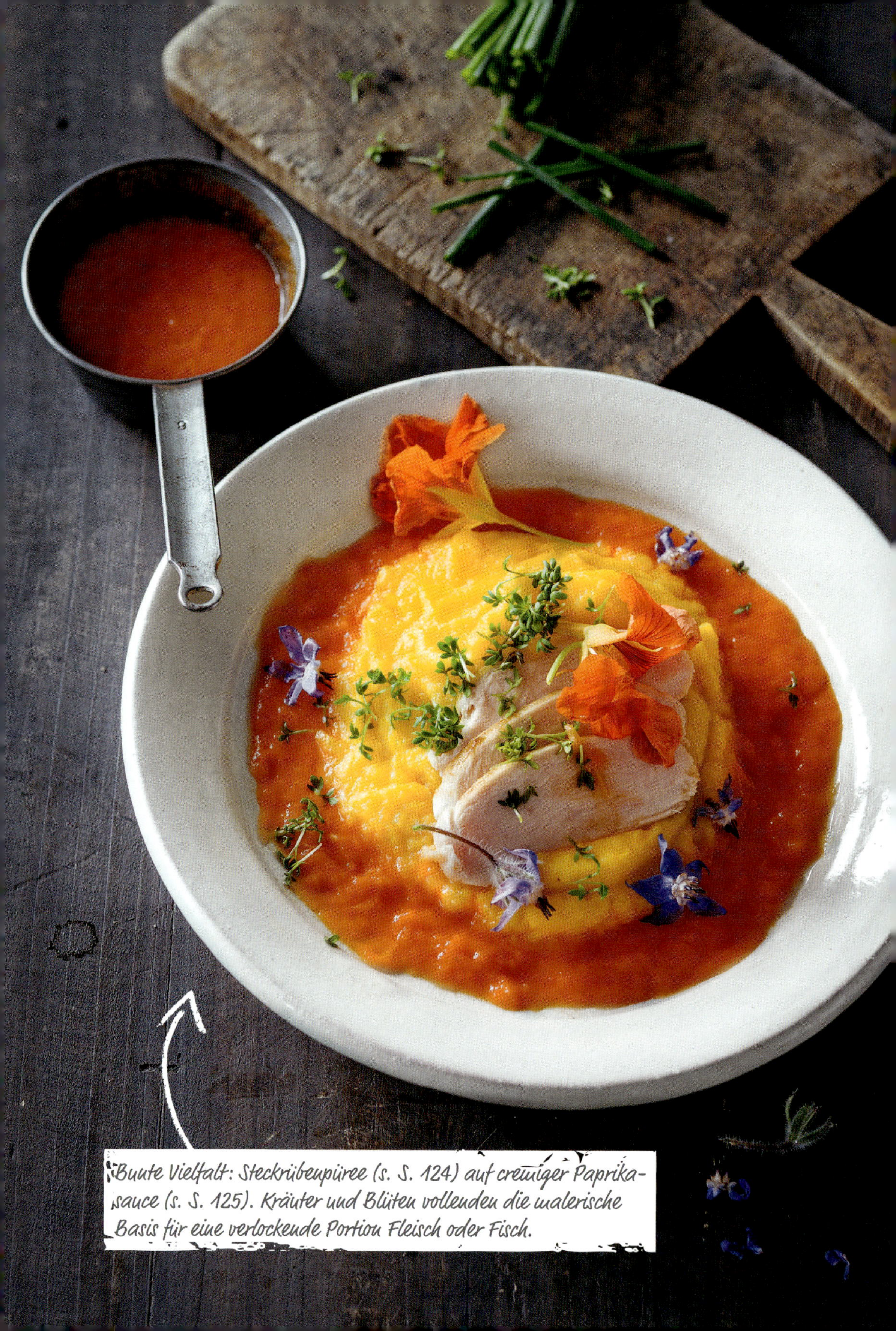

Bunte Vielfalt: Steckrübenpüree (s. S. 124) auf cremiger Paprikasauce (s. S. 125). Kräuter und Blüten vollenden die malerische Basis für eine verlockende Portion Fleisch oder Fisch.

PALEO-POWER-REZEPTE

Die Paleo-Küche ist

AUFREGEND AROMATISCH.

Damit gehört sie zu den absoluten Favoriten, wenn es ums urgesunde, taillenfreundliche Kochen geht.

Das Motto heißt Vielfalt: Bunte Teller, viel Gemüse, gutes Fleisch, Eier, frischer Fisch.

Das macht glücklich und satt,

ohne zu belasten. Jede einzelne Kalorie bringt die

VOLLE LADUNG VITAMINE.

Paleo-Mahlzeiten strotzen vor Bioaktivstoffen und sind deshalb ideal für das ganz persönliche **Wohlfühlprogramm.**

Möhren-Birnen-Müsli mit Mandelmilch

Für 2 Portionen:

1 Birne
1 TL Zitronensaft
2 Möhren
1 EL Erdmandel-Blättchen (Naturkostladen/Reformhaus)
3–4 EL Mandelmilch (s. S. 133)
1 EL Honig
gemahlener Kardamom oder Zimt

1 Die Birne waschen, halbieren und das Kerngehäuse entfernen. Das Fruchtfleisch würfeln. Zitronensaft über die Birnenwürfel träufeln und vermischen. Die Möhren waschen, schälen und fein raspeln.

2 Erdmandel-Blättchen mit Mandelmilch und Honig verrühren. Die Mischung mit Birnenwürfeln und geraspelten Möhren abwechselnd in zwei Trinkgläser schichten. Mit Kardamom oder Zimt würzen und mit einem langen Löffel servieren.

Morgentee mit Ingwer

Für 3 Gläser (à ca. 200 ml):

1 Stück Ingwerwurzel (ca. 40 g)
3 Kardamomkapseln
2 Gewürznelken
1 Zimtstange
1 Prise Cayennepfeffer
4 TL schwarzer Tee oder Rooibos-Tee
1 EL Honig
100 ml Mandelmilch (s. S. 133)

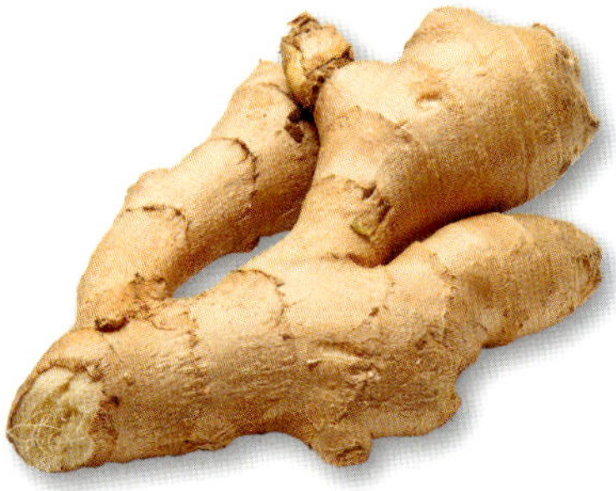

1 Ingwerwurzel waschen, trocken tupfen und in feine Scheiben schneiden. Einen Topf mit 600 ml Wasser aufsetzen und die Ingwerscheiben zufügen.

2 Sobald das Wasser heiß ist, aber noch nicht kocht, zerdrückte Kardamomkapseln, Gewürznelken, zerbröckelte Zimtstange und Cayennepfeffer dazugeben.

3 Das Wasser zum Kochen bringen, den Tee einstreuen und den Topf von der Kochstelle ziehen. Zugedeckt 5 Minuten ziehen lassen.

4 Den Tee durchsieben, mit Honig süßen und auf die Gläser verteilen. Jeweils einen Schuss Mandelmilch zufügen.

Apfel-Möhren-Porridge mit Beeren

Für 2 Portionen:

350 g Möhren
2 Äpfel (ca. 350 g)
1 Stück Ingwerwurzel (ca. 10 g)
1 kleines Stück Vanilleschote
1–2 EL Nussmus (z. B. Haselnuss- oder Mandelmus)
2 EL frische oder tiefgekühlte Beeren

1 Die Möhren schälen und in kleine Stücke schneiden. Äpfel schälen, das Kerngehäuse entfernen und das Fruchtfleisch klein schneiden. Ingwer schälen und sehr fein würfeln oder im Blitzhacker zerkleinern.

2 200 ml Wasser in einen Topf geben, Möhren, Ingwer und Vanilleschote zufügen und im geschlossenen Topf 10 Minuten kochen. Apfelstücke dazugeben und weich kochen.

3 Das Stück Vanilleschote entfernen und die Möhren-Apfel-Mischung mit einem Pürierstab zerkleinern.

4 Kurz vor dem Servieren das Püree mit Nussmus verrühren, in kleine Schalen füllen und mit den Beeren anrichten.

Für den Vorrat am besten gleich die doppelte Menge der Möhren-Apfel-Mischung zubereiten, heiß in Schraubgläschen füllen und sofort verschließen. Nach dem Abkühlen im Kühlschrank aufbewahren. So hält sich dieser cremig fruchtige Brei 3 bis 4 Wochen frisch und ist zum Frühstück immer schnell zur Hand. Das Apfel-Möhren-Porridge schmeckt warm und kalt. Es braucht keine zusätzliche Süße.

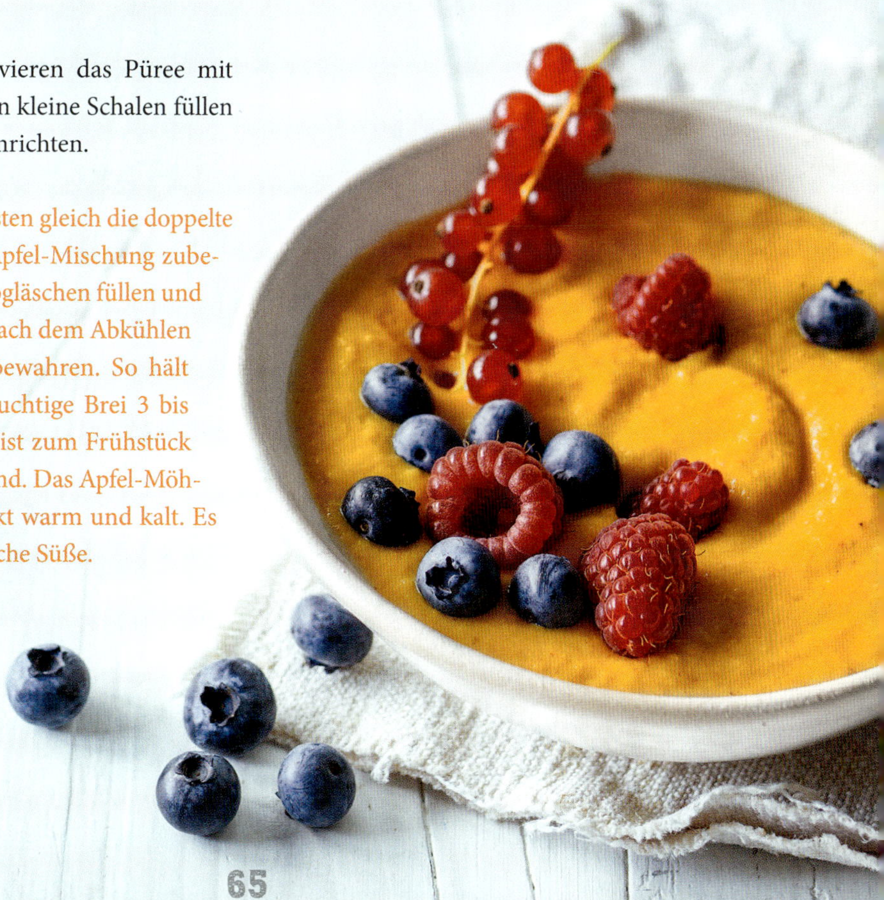

Asia-Rührei mit Sprossen

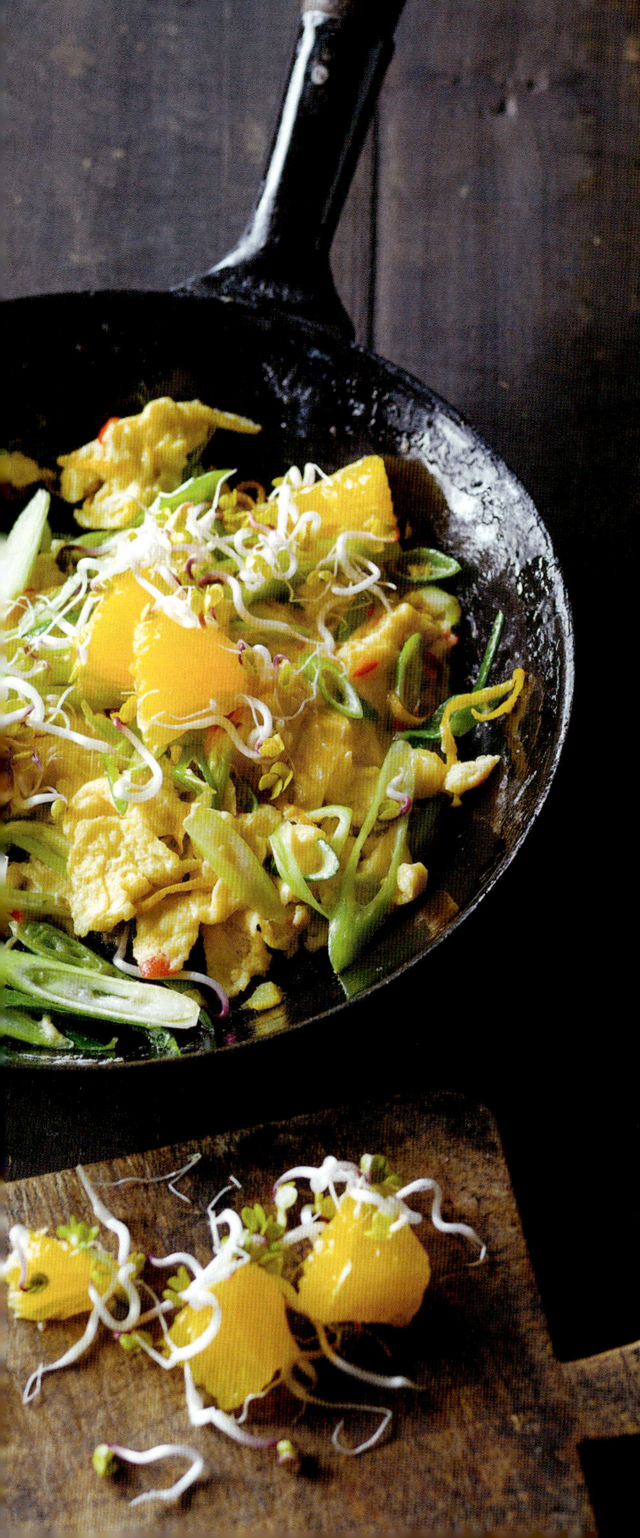

Für 2 Portionen:

1 Stück Ingwerwurzel (ca. 10 g)
1 Bund Frühlingszwiebeln
1/2 kleine Chilischote
1 unbehandelte Orange
4 Eier, 6 EL Kokosmilch, Salz
150 g Radieschensprossen
Pfeffer, Muskat
2 TL Fett zum Braten

1 Ingwerwurzel schälen und fein hacken. Die Frühlingszwiebeln putzen, waschen und schräg in feine Scheiben schneiden. Chilischote waschen, der Länge nach halbieren, entkernen und fein hacken.

2 Orange heiß abwaschen und etwa 1 TL von der Schale abreiben. Die Frucht schälen und in mundgerechte Stücke schneiden.

3 Eier mit Kokosmilch verquirlen und salzen. Ingwer, Frühlingszwiebeln, Chili und Orangenschale unterrühren.

4 Die Sprossen in ein Sieb geben, kurz heiß abspülen und gut abtropfen lassen. Mit Orangenstückchen mischen, leicht salzen, kräftig pfeffern und mit Muskat abschmecken.

5 Fett in einer Pfanne erhitzen. Die Eiermilch hineingießen. Mit einem Pfannenwender die gestockten Anteile immer wieder vom Pfannenboden lösen, bis alles leicht fest geworden ist. Das Rührei mit dem Sprossensalat anrichten und sofort servieren.

Rührei mit Rucola

Für 1 Portion:

- 1 kleine Paprikaschote
- 2 Frühlingszwiebeln
- 5–6 Rucolablätter
- 2 Eier
- Salz, Pfeffer
- 1 EL Fett zum Braten

1 Paprikaschote und Frühlingszwiebeln waschen, putzen und fein schneiden. Rucolablätter waschen und trocken tupfen. Die Eier in einem tiefen Teller aufschlagen, salzen, pfeffern und mit einer Gabel verquirlen.

2 Fett in einer Pfanne erhitzen. Das klein geschnittene Gemüse hineingeben und etwa 3 Minuten braten, dabei mehrmals umrühren. Die verquirlten Eier zugießen und unter Rühren 2 bis 3 Minuten stocken lassen.

3 Die Rucolablätter auf einem flachen Teller ausbreiten, das heiße Rührei daraufgeben und sofort servieren.

Spiegeleier mit Speck

Für 1 Portion:

- 1 TL Fett zum Braten
- 2 Scheiben Speck (Bacon)
- 2 große Tomaten (ca. 200 g)
- 2 Eier
- Salz, Pfeffer
- 1 EL gehackte Petersilie oder Basilikum

1 Das Fett in einer Pfanne erhitzen. Die Speckscheiben hineinlegen und knusprig ausbraten. Die Tomaten waschen, trocken tupfen und halbieren.

2 Die Eier aufschlagen und auf den Speck geben. Bei mittlerer Hitze braten. Wer festes Eigelb bevorzugt, legt einen Deckel auf. Die Eier mit dem Speck auf einen flachen Teller geben und warm stellen.

3 Tomatenhälften mit der Schnittfläche nach unten ins Speckfett legen und bei großer Hitze kurz anbraten. Die Tomaten umdrehen, salzen, pfeffern und zu den Eiern geben. Mit gehackten Kräutern anrichten.

Kokos-Muffins

Für 6 Stück:

100 g Kokosraspel	
1 Msp. Kurkuma	
50 g Kokosöl (Kokosfett)	
60 g Honig	
2 Eier (Größe L)	
1 Prise gemahlene Vanille	
1 Prise Cayennepfeffer	
Fett für die Form	

1 Kokosraspel mit Kurkuma mischen und mit 100 ml kochend heißem Wasser übergießen. 15 Minuten zum Quellen stehen lassen.

2 Kokosöl erwärmen, bis es schmilzt, dann mit dem Honig zu den gequollenen Kokosraspeln geben. Die Eier verschlagen und unterrühren. Mit Vanille und Pfeffer würzen.

3 Eine Silikon-Muffinform (6 Vertiefungen) fetten oder ein Muffinblech mit Papiermanschetten auslegen. Den Kokosteig einfüllen und glatt streichen.

4 Backofen auf 170 °C Umluft einstellen, das Blech hineinschieben und die Muffins in etwa 20 Minuten goldbraun backen. Den Ofen abschalten und die Muffins noch einige Minuten im Backofen stehen lassen.

Die Kokos-Muffins eignen sich auch gut zum Mitnehmen und halten sich kühl und trocken gelagert mindestens eine Woche.

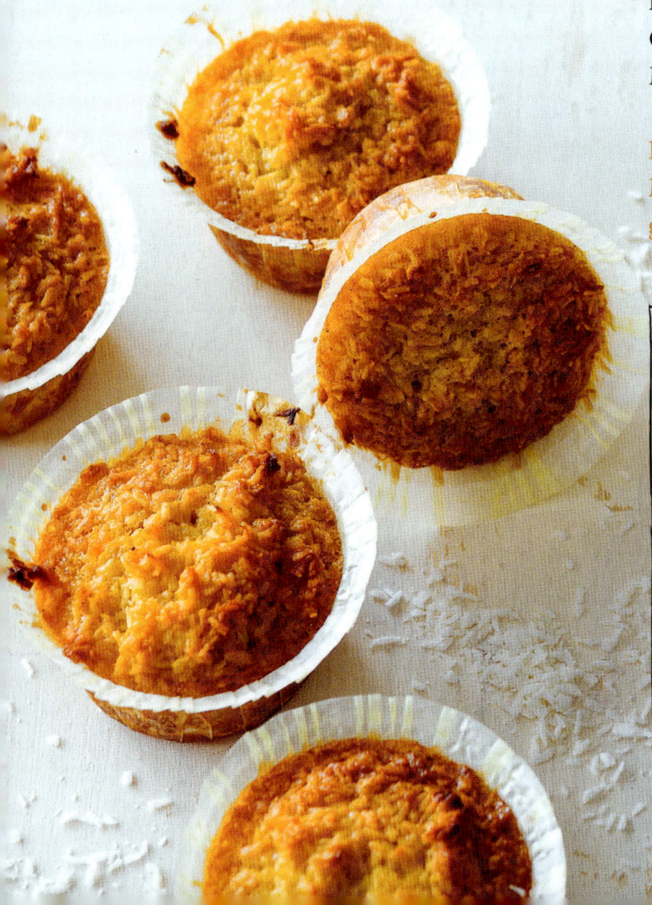

Natives Kokosöl

Es wird aus dem Fleisch der Kokosnuss schonend gepresst und abgefüllt. Das milde Öl duftet zart nach frischer Kokosnuss, ist sehr hitzestabil und damit ideal zum Braten, Backen und für Wokgerichte. Eine preiswerte Alternative: Wer auf Bio keinen Wert legt, kauft ungehärtetes Kokosfett im Würfel.

Schoko-Nusskuchen

1 Die Eier trennen. Eigelb und Honig mit den Quirlen des Handrührers so lange gut verrühren, bis ein heller cremiger Schaum entstanden ist. Das Eiweiß mit Zitronensaft und Salz sehr steif schlagen.

2 Kastanienmehl und Nüsse auf die schaumige Eigelbmasse geben und locker unterheben. Nicht zu intensiv rühren, damit möglichst viel Luft in der Masse bleibt. Dann den Eischnee vorsichtig unterheben.

3 Den Boden einer Springform (26 cm ø) mit Backpapier auslegen. Den Rand der Springform nicht fetten, sonst rutscht der Teig ab. Teig einfüllen, glatt streichen und mit Kakaopulver und Mandelblättchen bestreuen.

4 Den Kuchen im vorgeheizten Backofen bei 200 °C etwa 20 Minuten backen. Den Kuchen aus der Form lösen und auf einem Kuchengitter abkühlen lassen.

Für 12 bis 14 Stücke:

- 4 Eier (Größe L)
- 125 g Honig
- 1 TL Zitronensaft
- 1 Prise Salz
- 75 g Kastanienmehl (Naturkostladen/Reformhaus)
- 100 g gemahlene Nüsse oder Mandeln
- 1 EL Kakaopulver
- 1 EL Mandelblättchen

Für den Vorrat den Schoko-Nusskuchen in 12 bis 14 Stücke schneiden und portionsweise in Gefrierbeuteln einfrieren.

Zum Frühstück den Kuchen mit frischen Früchten wie Beeren, Aprikosen oder Pfirsichen servieren.

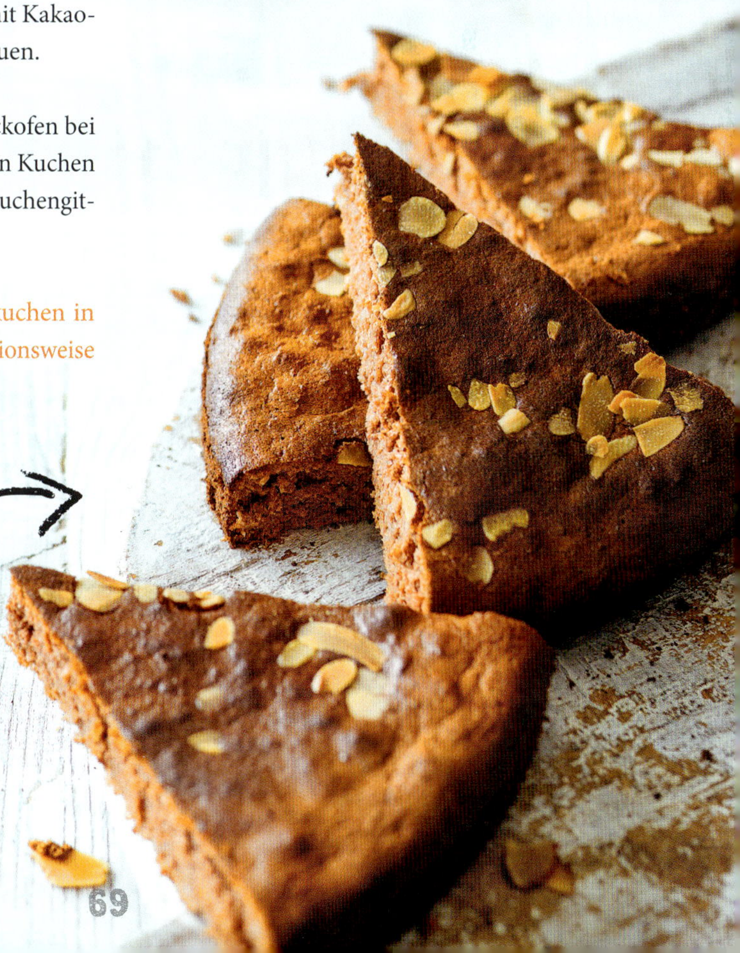

Pflaumen-Smoothie
mit Kokosmilch

Für 1 Portion:

- 4 Soft-Pflaumen (entsteint und getrocknet)
- 100 ml Kokosmilch
- 1 Prise Zimt
- 1 Prise gemahlene Nelken oder Piment
- Honig nach Belieben

1 Die Trockenpflaumen grob hacken. Zusammen mit Kokosmilch und Zimt in einem Standmixer oder mit einem Pürierstab schaumig aufmixen.

2 Etwa 100 ml kaltes Wasser zugeben und den Smoothie noch einmal kräftig aufschäumen. Mit Honig, Zimt und Nelken oder Piment abschmecken.

Fruchtige Dreifaltigkeit (von links nach rechts): Pflaumen-, Beeren- und Apfel-Bananen-Smoothie.

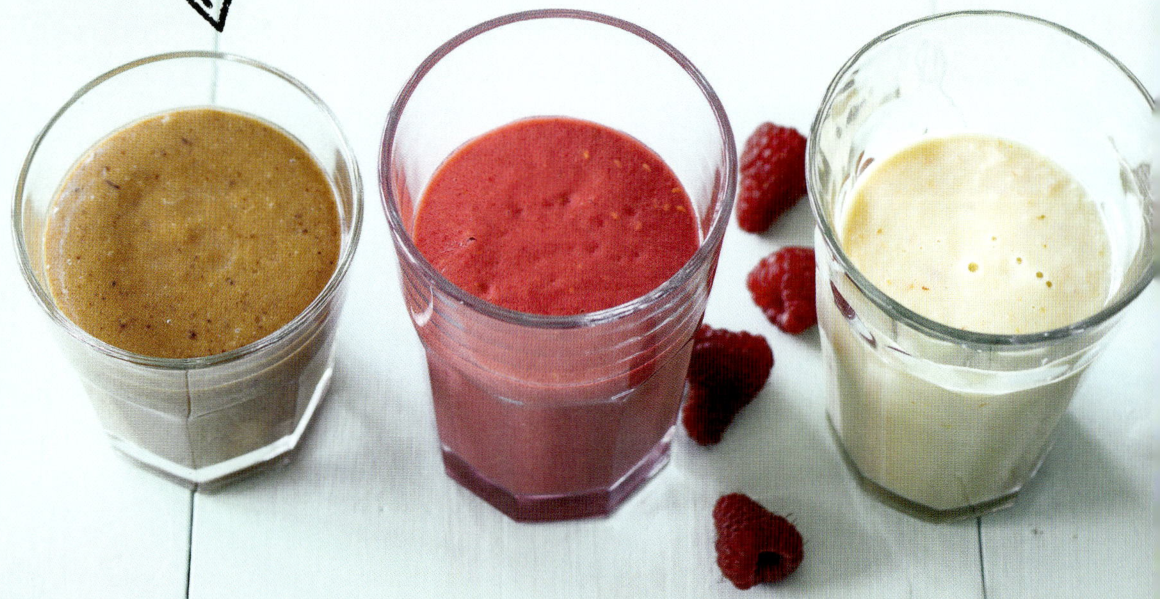

Beeren-Smoothie
mit Mandelmus

Für 3 Portionen:
250 g frische oder tiefgekühlte Beeren (z.B. Erdbeeren, Himbeeren, Brombeeren)
200 ml Mandelmilch (s. S. 133)
1 EL Mandelmus
1 EL Honig
schwarzer Pfeffer

1 Die Beeren vorsichtig putzen, tiefgefrorene Beeren antauen lassen. In einen Mixer geben und pürieren. Die Mandelmilch und das Mandelmus untermixen.

2 Den Smoothie mit Honig und schwarzem Pfeffer abschmecken. Noch einmal durchmixen und dann einige Minuten stehen lassen.

Tipp

Durch das in den Beeren natürlicherweise enthaltene Pektin wird der Smoothie von selbst etwas dicker und cremiger.

Apfel-Bananen-Smoothie
mit Mandelmilch

Für 2 Portionen:
1 Saftorange
1 Apfel
1/2 Banane
150 ml Mandelmilch (s. S. 133)

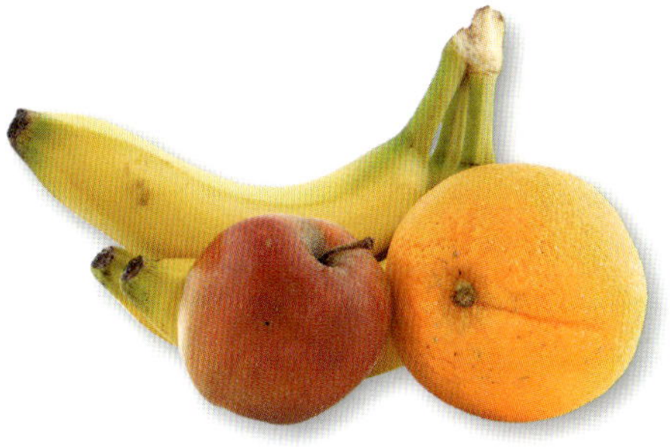

1 Orange auspressen. Den Apfel waschen, das Kerngehäuse entfernen und das Fruchtfleisch mitsamt der Schale grob zerkleinern. Die Bananenhälfte schälen und in dicke Scheiben schneiden.

2 Beide Früchte zusammen mit dem ausgepressten Saft und der Mandelmilch in einen Mixer geben und fein zerkleinern.

3 Smoothie sofort auf zwei Gläser verteilen und servieren oder bis zum Verzehr gut kühlen.

Tipp

Zum Mitnehmen den Smoothie mit ein paar Eiswürfeln in einen Thermobecher geben.

Rettichsalat mit Himbeeren

Für 4 Portionen:

- 1 kleiner Rettich (ca. 500 g)
- 2 unbehandelte Orangen
- Essig
- Salz, Pfeffer
- 1 Kopfsalat
- 200 g frische Himbeeren
- 2 Stiele Minze

1 Den Rettich schälen und grob raspeln. Etwa 1 TL Schale von einer Orange abreiben und mit dem geraspelten Rettich mischen. Die Orangen so schälen, dass die weiße Haut mit entfernt wird. Die Fruchtsegmente herauslösen, dabei den Saft auffangen.

2 Aufgefangenen Saft und Fruchtfilets mit den Rettichraspeln mischen. Mit Essig, Salz und Pfeffer kräftig würzen.

3 Den Kopfsalat waschen, putzen und trocken schleudern. Mit den Salatblättern eine Platte auslegen. Rettich-Orangen-Mix und Himbeeren darauf anrichten. Mit Minzeblättchen bestreut servieren.

Tip

Der Salat ist gut vorzubereiten. Dafür den Rettich-Orangen-Mix fertig mischen und in einem Vorratsbehälter bis zu 3 Tage im Kühlschrank aufheben. Zum Servieren Salatblätter, Himbeeren und Minze frisch zufügen.

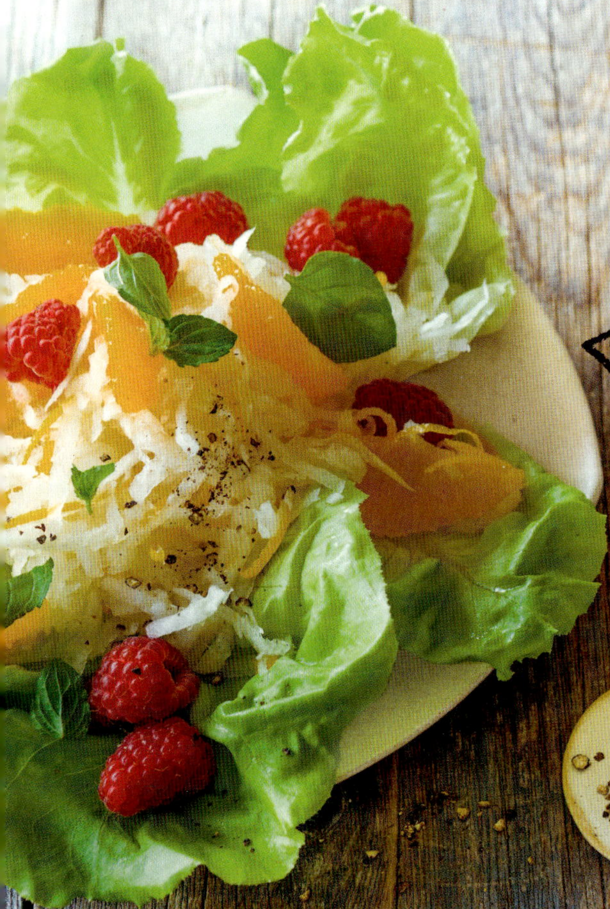

Der Salat wird zum Hauptgericht, wenn man ihn mit 1 EL Mandel- oder Nussöl beträufelt und mit gehackten Nusskernen bestreut.

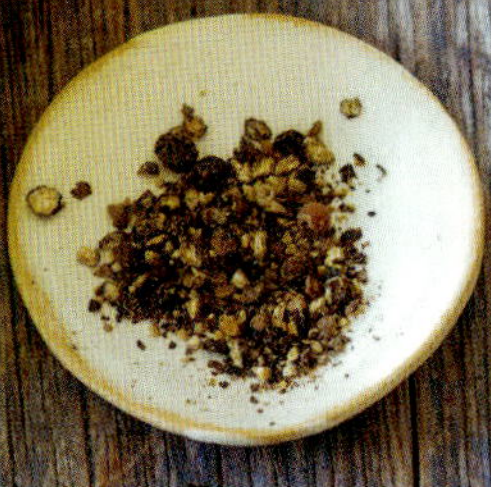

Bohnensalat mit Blaubeeren

Für 2 Portionen:

- 300 g breite grüne Bohnen, Salz
- 100 g Blaubeeren (auch Johannisbeeren oder Brombeeren)
- 100 g Kirschtomaten
- 1 Bund Schnittlauch
- 2–3 EL Essig, Pfeffer
- 1 TL Sesamöl
- 2 EL Olivenöl
- 1 EL Sesamsaat

1 Bohnen waschen, putzen, in mundgerechte Stücke schneiden und in wenig Salzwasser 10 bis 12 Minuten kochen. Abgießen und kalt abspülen. Blaubeeren, Tomaten und Schnittlauch waschen und trocknen.

2 Für die Sauce Essig mit Salz, Pfeffer und Sesamöl verrühren. Das Öl unterschlagen.

3 Tomaten halbieren, mit den Bohnen in eine Schüssel geben und mit der Sauce mischen. Schnittlauch in Röllchen schneiden und mit den Blaubeeren unterheben.

4 Sesam in der trockenen Pfanne rösten, bis er zu duften beginnt. Über den Bohnensalat streuen und servieren.

Sauerkrautsalat mit Birnen

Für 4 Portionen:

- 350 g frisches Sauerkraut
- 200 g Birnen (ersatzweise Äpfel)
- 100 ml Gemüsebrühe (s. S. 132)
- 2 TL Honig
- 2 TL mittelscharfer Senf
- Salz, Pfeffer

1 Sauerkraut mit zwei Gabeln auflockern und eventuell etwas klein schneiden.

2 Birnen waschen, das Kerngehäuse entfernen und das Fruchtfleisch in etwa 1 cm große Würfel schneiden (Äpfel grob raspeln).

3 Für das Dressing die Brühe mit Honig und Senf verrühren. Mit wenig Salz und reichlich Pfeffer abschmecken.

4 Das Dressing mit dem Sauerkraut-Birnen-Mix vermengen und vor dem Servieren kurz durchziehen lassen.

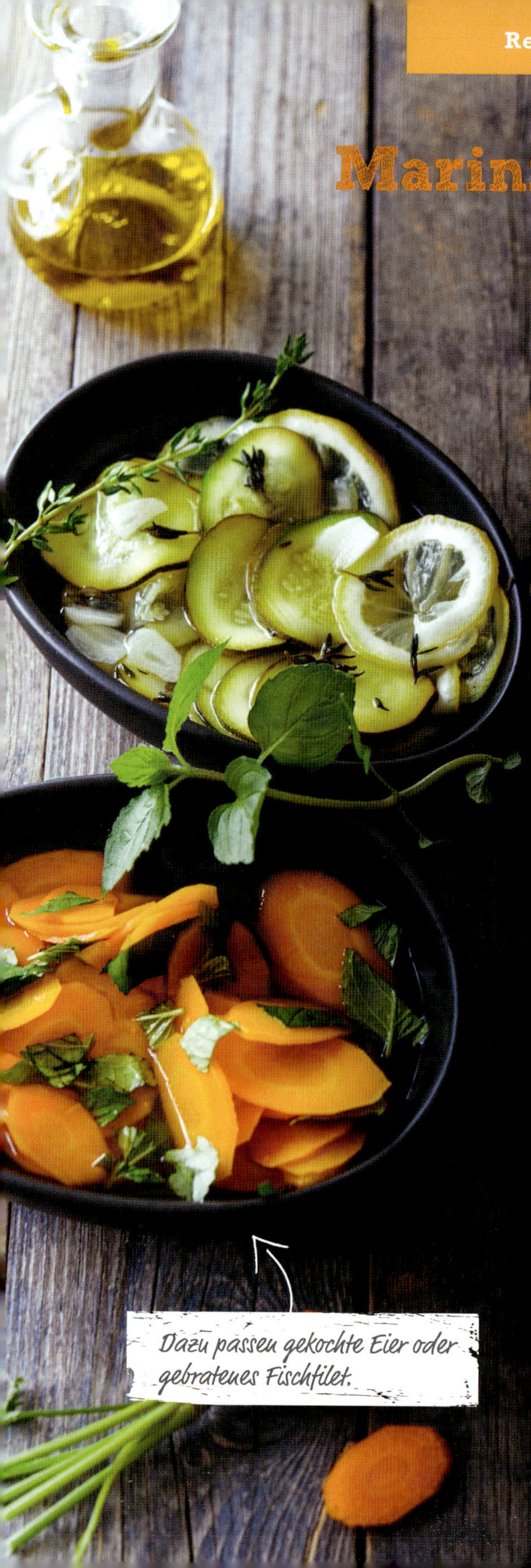

Dazu passen gekochte Eier oder gebratenes Fischfilet.

Mariniertes Gemüse

Für 4 Portionen:

- **600 g Möhren**
- **250 g kleine Zucchini**
- **2 Knoblauchzehen**
- **300 ml Gemüsebrühe (s. S. 132)**
- **1 TL Honig, Salz, Pfeffer**
- **2 Zweige Thymian**
- **1/2 Bio-Zitrone**
- **1 Stiel frische Minze**
- **2 EL Olivenöl**

1 Möhren und Zucchini putzen, waschen und in dünne Scheiben schneiden. Die Knoblauchzehen abziehen und in feine Scheiben schneiden.

2 Die Möhren in 150 ml Gemüsebrühe in 6 bis 8 Minuten bissfest garen. Mit Honig, Salz und Pfeffer abschmecken und in dem Sud abkühlen lassen.

3 Zucchinischeiben zusammen mit dem Knoblauch in der restlichen Brühe 5 Minuten garen. Thymian waschen, trocken schütteln und die Blättchen abzupfen.

4 Zitrone waschen und in hauchdünne Scheiben schneiden. Thymian und Zitrone mit den Zucchinischeiben mischen und etwa 4 Stunden ziehen lassen.

5 Minzeblättchen abzupfen, grob hacken und unter die Möhren mischen. Ebenfalls etwa 4 Stunden durchziehen lassen. Beide Gemüse mit Olivenöl beträufelt anrichten.

Weißkrautsalat mit Speck

Für 3 Portionen:

- 1 kleiner junger Weißkohl
- Salz
- 1 TL Fenchelsaat
- 1 Zwiebel
- 30 g durchwachsener Speck
- 1 EL rotes Palmöl (Red Palm) oder Kokosöl
- 75 ml Essig
- Pfeffer

1 Die äußeren Kohlblätter entfernen, den Kohl zerteilen und den Strunk herausschneiden. Kohl in feine Streifen schneiden oder auf einem Gurkenhobel zerkleinern.

2 Den Kohl in eine Salatschüssel geben, großzügig salzen und mit zerstoßenem oder gemahlenem Fenchel mischen. Für 30 Minuten stehen lassen, dann gut ausdrücken.

3 Zwiebel abziehen und fein würfeln. Speck ebenfalls in kleine Würfel schneiden. Das Öl in einer Pfanne erhitzen. Zwiebel- und Speckwürfel dann glasig dünsten, zum Kraut geben und durchmischen.

4 Den Salat mit Essig, Salz und Pfeffer abschmecken und bei Zimmertemperatur für mindestens 1 Stunde zum Durchziehen stehen lassen.

Tipp

Krautsalat schmeckt am besten im Herbst, wenn der Weißkohl frisch vom Feld kommt. Diese würzige Variante passt zum Beispiel als Beilage zu Krustenbraten (s. S. 94) oder zu gegrilltem Fleisch.

Rotes Palmöl

Das native Pflanzenöl ist bei Zimmertemperatur recht fest. Für Bio-Qualitäten wird das leuchtend orangerote, karotinreiche Pflanzenfett aus dem Fruchtfleisch der Früchte von Ölpalmen kalt gepresst.

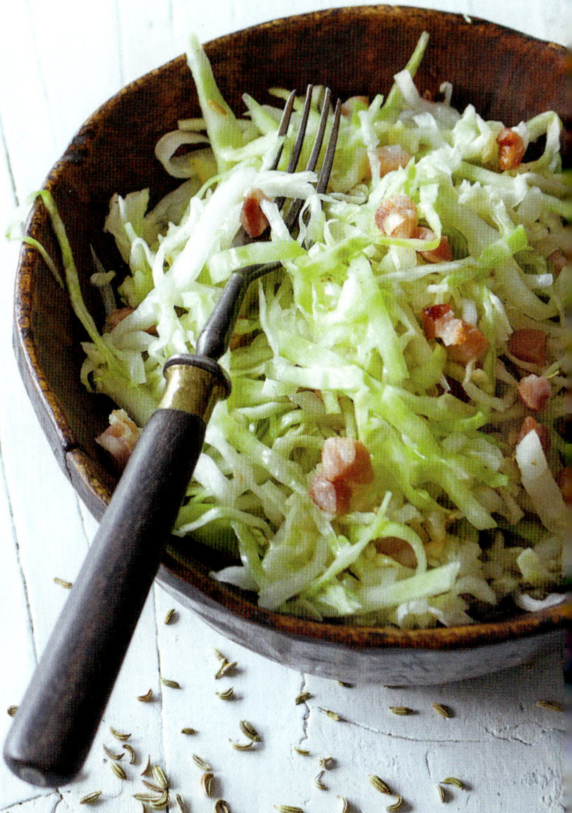

Löwenzahnsalat

Für 3 Portionen:

- 150 g Löwenzahnblätter
- 1/2 Zitrone
- 1 Banane
- 2 EL Essig
- 2 EL Fleisch- oder Gemüsebrühe (s. S. 132)
- 1–2 TL Senf
- 1 TL Honig
- Salz, Pfeffer
- 2 EL Walnussöl
- Löwenzahnblüten zum Garnieren

1 Die Löwenzahnblätter (gekauft oder selbst gesammelt) waschen, putzen, trocken tupfen und in mundgerechte Stücke zupfen.

2 Zitronenhälfte auspressen. Banane schälen, würfeln und mit Zitronensaft mischen.

3 Essig mit Brühe, Senf und Honig verrühren. Salzen und pfeffern. Das Öl mit einem kleinen Schneebesen unterschlagen.

4 Löwenzahn und Bananenwürfel mit der Sauce übergießen. Gut durchmischen und auf drei Tellern anrichten. Mit Löwenzahnblüten garnieren.

Frühlingssalat mit Pepitas

Für 2 Portionen:

- 150 g Eisbergsalat
- 50 g junge Spinatblätter oder Brunnenkresse
- 1 große Möhre
- 1 kleine gelbe Paprikaschote
- 1 Apfel
- 150 ml Gemüsebrühe (s. S. 132)
- 1/2 EL Haselnussmus
- Salz, Pfeffer
- 1 EL Pepitas (s. S. 137)

1 Den Eisbergsalat und die Spinatblätter putzen, waschen und trocken schleudern.

2 Die Möhre schälen und in Stifte schneiden. Paprikaschote halbieren, entkernen, waschen und würfeln.

3 Apfel waschen, halbieren, das Kerngehäuse entfernen und das Fruchtfleisch mitsamt der Schale in Stifte schneiden. Alle Salatzutaten auf zwei Teller verteilen.

4 Für das Dressing Gemüsebrühe mit Nussmus glatt rühren, mit Salz und Pfeffer kräftig würzen. Das Dressing über den Salat geben und mit gehackten Pepitas bestreut servieren.

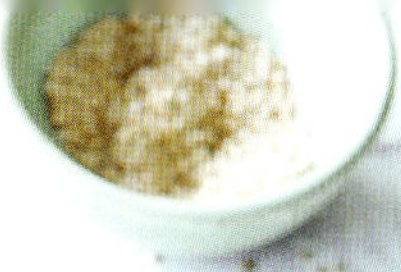

Gemüsesticks mit Avocadodip

Für 4 Portionen:

- **1 reife Avocado**
- **1 Knoblauchzehe**
- **1/2 Bio-Zitrone**
- **Salz, Pfeffer**
- **1 TL Sesam**
- **500 g Gemüse (z. B. Salatgurke, Paprikaschoten, Möhren, Kohlrabi, Staudensellerie)**

1 Die Avocado halbieren, den Kern entfernen und das Fruchtfleisch mit einem Löffel herausschaben. Knoblauchzehe abziehen und durch die Presse drücken.

2 Die Schale der Zitronenhälfte abreiben, Zitrone auspressen. Das Avocadofruchtfleisch mit Knoblauch, dem Saft und der abgeriebenen Zitronenschale fein pürieren. Mit Salz und fein gemahlenem Pfeffer abschmecken und mit Sesam bestreuen.

3 Das Gemüse putzen und zum Dippen in handliche Streifen schneiden. Mit dem Avocado-Dip anrichten.

ipp

Die Gemüsesticks schmecken gut als Vorspeise und reichen dann für 4 Portionen. Als vegetarisches Hauptgericht für zwei einfach eine Handvoll knusprige Paleonüsse (s. S. 137) dazu servieren.

Vitamin-C-Gehalt von Rohkost

100 g Bärlauch	*150 mg*
100 g Paprika, je nach Farbe	*117 – 140 mg*
100 g Blumenkohl oder Brokkoli	*64 – 94 mg*
100 g Kohlrabi	*64 mg*
100 g Rucola und Löwenzahn	*63 – 68 mg*
100 g Spitzkohl, Weißkohl, Rotkohl	*52 – 60 mg*

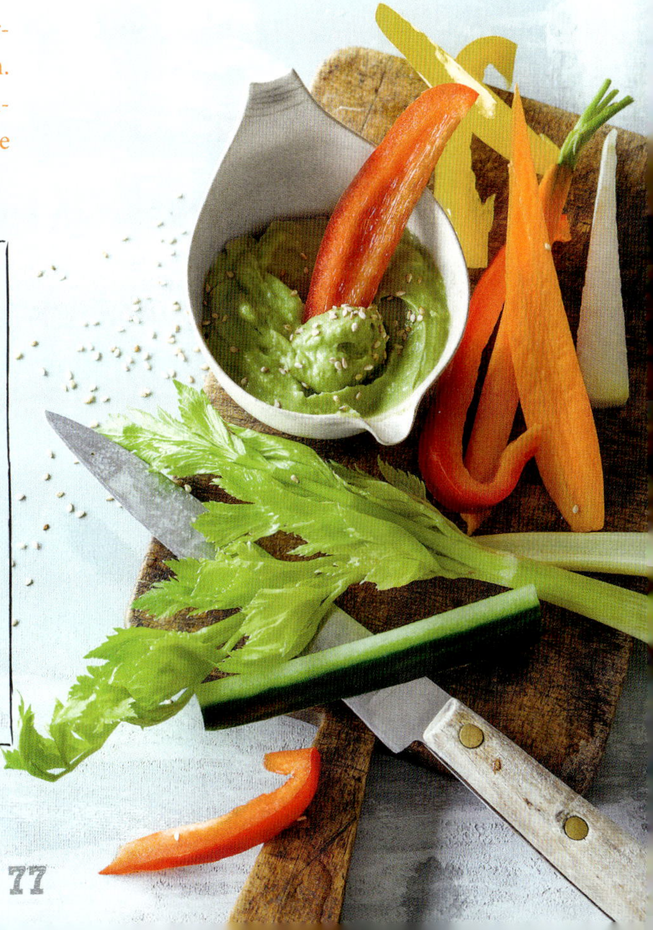

Sauerampfersuppe

Als Vorsuppe für 6 Portionen:

- 300 g Sauerampfer
- 350 g Möhren
- 3 Zwiebeln
- 2 Knoblauchzehen
- 400 g Pastinaken
- 2 EL Fett zum Dünsten
- 1,5 l Knochenbrühe (s. S. 131)
- Salz, Pfeffer
- 1 TL Honig
- 2 EL Kürbiskerne

1 Sauerampfer waschen, die Stiele abschneiden und die Blätter hacken. Möhren schälen und raspeln. Zwiebeln und Knoblauchzehen abziehen. Die Zwiebeln würfeln, den Knoblauch durch eine Presse drücken. Pastinaken schälen, putzen und fein würfeln.

2 Zwiebeln und Möhren in heißem Fett andünsten. Sauerampfer und Knoblauch zugeben und 2 Minuten weiterdünsten.

3 Die Knochenbrühe dazugießen und aufkochen. Pastinaken zufügen und alles im geschlossenen Topf 15 bis 20 Minuten garen.

4 Die Sauerampfersuppe pürieren. Mit Salz, Pfeffer und Honig abschmecken. Mit Kürbiskernen anrichten.

Rote-Bete-Suppe

Für 6 Portionen:

- 1 kg Rindfleisch (Querrippe)
- 1 TL Pfefferkörner
- Salz
- 800 g Rote Bete
- 500 g Porree
- 500 g Möhren
- 2 EL Essig
- 1–2 TL Honig
- Pfeffer

1 Fleisch und Pfefferkörner in 1,5 Liter Salzwasser zum Kochen bringen, dann bei milder Hitze 100 bis 110 Minuten im geschlossenen Topf garen.

2 Rote Bete schälen und würfeln. Porree in Ringe und Möhren in Scheiben schneiden. Das Gemüse zum Fleisch geben und in den letzten 35 Minuten mitgaren.

3 Rindfleisch herausnehmen und in mundgerechte Stücke teilen. Die Suppe mit Essig, Honig, Salz und Pfeffer abschmecken.

Gemüsesuppe mit Krabben

Für 2 Portionen:

- 750 ml Knochenbrühe (s. S. 131)
- 2 frische Lorbeerblätter
- 1 Knoblauchzehe
- 700 g Suppengemüse (Suppengrün)
- Salz, Cayennepfeffer
- 1/2 TL Honig
- 1/2 Bund Dill
- 100 g Nordseekrabben oder Shrimps

1 Knochenbrühe mit Lorbeer aufkochen. Knoblauch abziehen und durch die Presse in die Brühe drücken.

2 Suppengemüse putzen, klein schneiden und in der heißen Brühe etwa 15 Minuten garen. Die Suppe mit Salz, Cayennepfeffer und Honig herzhaft abschmecken.

3 Dill waschen, trocken schütteln und fein schneiden. Die Krabben kurz in der Suppe erhitzen. Mit Dill bestreut servieren.

Brokkolisuppe mit Süßkartoffel

Für 2 Portionen:

- 500 g Brokkoli
- 1 Süßkartoffel (ca. 200 g)
- 2 Knoblauchzehen
- 2 Zwiebeln
- 750 ml Knochenbrühe (s. S. 131)
- Salz, Pfeffer
- Koriander oder Muskatnuss, gemahlen
- 1 EL Kürbiskern-, Haselnuss- oder Sesamöl

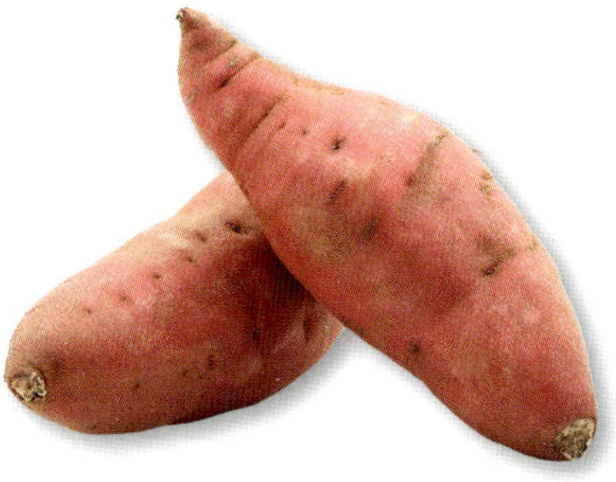

1 Brokkoli putzen, waschen und in Röschen teilen, den Strunk klein schneiden. Süßkartoffel schälen, Knoblauchzehen und Zwiebeln abziehen und alles würfeln.

2 Knochenbrühe aufkochen. Brokkoli, Süßkartoffel, Knoblauch und Zwiebel zufügen und im geschlossenen Topf in 20 Minuten weich kochen. Nach etwa 10 Minuten Garzeit einige Gemüsestücke aus der Brühe fischen und zur Seite legen.

3 Die Suppe pürieren und mit Salz, Pfeffer, Koriander oder Muskat abschmecken. Noch einmal aufkochen und in zwei Suppenschalen füllen. Die Gemüsestückchen zufügen und das Öl darüberträufeln.

Maronencremesuppe

Für 4 Portionen:

300 g Maronen (Esskastanien)
250 g Sellerieknolle
500 g Möhren
750 ml Knochenbrühe (s. S. 131)
150 ml Mandelmilch (s. S. 133)
40 g kalte Butter
Muskat, Salz, Pfeffer
1 Kopf Radicchio

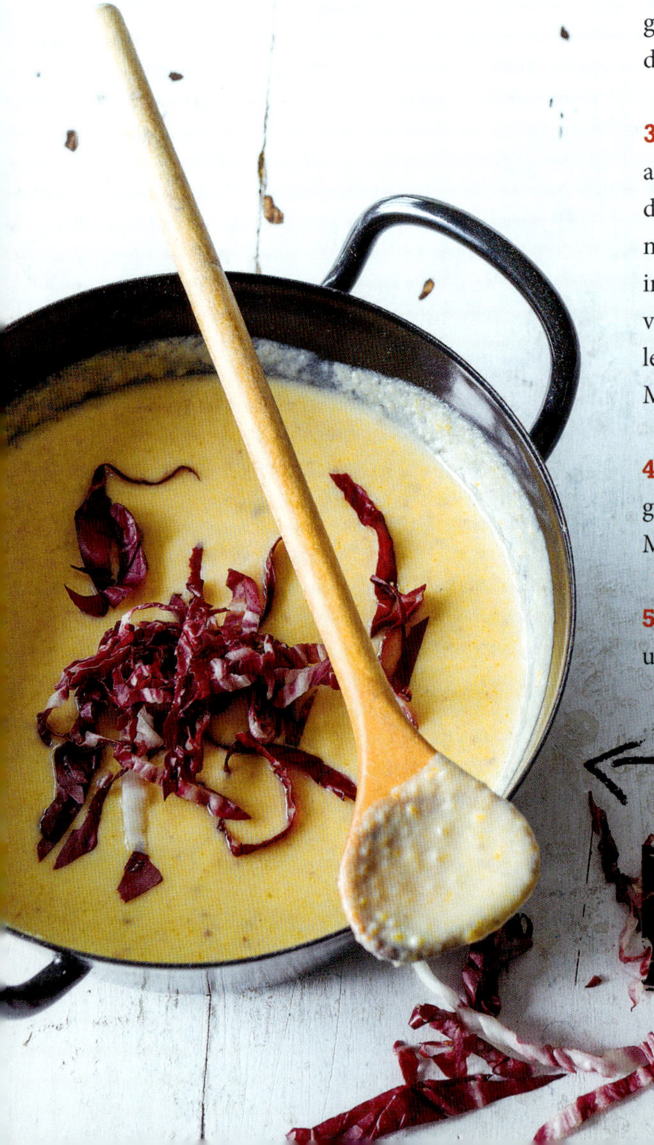

1 Die Schale der Kastanien an der gewölbten Seite kreuzweise einschneiden. Kastanien auf ein Backblech geben und im vorgeheizten Backofen bei 220 °C etwa 8 Minuten backen, bis sich die Schalen öffnen. Kastanien auslösen und die braune Haut abziehen.

2 Sellerie und Möhren putzen und würfeln. Die Brühe erhitzen. Kastanien und Gemüsewürfel zufügen. 15 Minuten bei kleiner Hitze garen. Danach durch ein Sieb gießen, dabei die Brühe auffangen.

3 Kastanien und Gemüse mit 250 ml der aufgefangenen Knochenbrühe und der Mandelmilch pürieren und danach schaumig aufmixen. Mit der Hälfte der restlichen Brühe in einen Topf geben und wieder erhitzen. So viel von der übrigen Brühe zufügen, bis eine leicht cremige Konsistenz erreicht ist. Einige Minuten köcheln lassen.

4 Butter würfeln, nach und nach in die Suppe geben und mit dem Pürierstab aufmixen. Mit Muskat, Salz und Pfeffer abschmecken.

5 Radicchio waschen, in Streifen schneiden und über die heiße Suppe geben.

Maronen kommen von September bis Ende Oktober auf den Markt. Sie sind mehlig mit einer leicht süßen Note.

Blumenkohlsuppe

Für 2 Portionen:

- 300 g Blumenkohlröschen
- 1 Süßkartoffel (ca. 200 g)
- 1 Zwiebel
- 600 ml Knochenbrühe (s. S. 131)
- Salz, Pfeffer, Muskat
- Zitronensaft
- 1 EL Kürbiskerne
- Kresseblätter und -blüten

1 Blumenkohlröschen putzen, Süßkartoffel waschen, Zwiebel abziehen. Alles zusammen im Blitzhacker hacken und mit der Brühe in einen Topf geben. Etwa 10 Minuten garen.

2 Die Suppe pürieren, dabei falls nötig noch etwas Knochenbrühe zufügen. Noch einmal erhitzen und mit Salz, Pfeffer, Muskat und Zitronensaft abschmecken.

3 Kürbiskerne in der Pfanne leicht anrösten und hacken. Die Blumenkohlsuppe mit Kürbiskernen, fein geschnittenen Kresseblättern und Blüten garnieren.

Gurkensuppe mit Minze

Für 3 Portionen:

- 3–4 Schalotten
- 3 EL Kokosöl (Kokosfett)
- 1 große Gurke
- 200 ml Knochenbrühe (s. S. 131)
- 200 ml Mandelmilch (s. S. 133)
- Salz, Pfeffer
- Muskat
- 1/2 Bund Minze

1 Die Schalotten abziehen, würfeln und in heißem Kokosöl bei kleiner Hitze dünsten.

2 Gurke schälen und in kleine Würfel schneiden. Einige Würfel für die Garnitur zur Seite legen, den Rest zu den Schalotten geben und kurz mitdünsten.

3 Die Knochenbrühe zugießen und die Gurken in 5 bis 10 Minuten im geschlossenen Topf weich kochen, dann pürieren. Mandelmilch zugießen und erneut erhitzen. Die Suppe mit Salz, Pfeffer und Muskat würzen.

4 Eine Hälfte der Minze hacken und unterrühren. Die Suppe mit restlichen Minzeblättchen und Gurkenwürfeln garnieren.

Entenbrustfilet
aus dem Backofen

Für 2 Portionen:

1 Entenbrustfilet (ca. 350 g)

Salz, Pfeffer

1 Entenbrust kalt abspülen und gut abtrocknen. Die Haut rautenförmig einschneiden, dabei das Fleisch nicht verletzen.

2 Eine Pfanne mit schwerem Boden erhitzen und die Entenbrust mit der Hautseite nach unten hineinlegen. Bei mittlerer Hitze 5 Minuten braten. Das Fleisch umdrehen und weitere 3 Minuten braten.

3 Die Entenbrust mit Salz und Pfeffer würzen, in eine flache ofenfeste Form legen und im vorgeheizten Backofen bei 200 °C etwa 15 Minuten garen.

4 Entenbrust in Alufolie wickeln und 5 Minuten ruhen lassen. Zum Servieren das Fleisch aus der Folie nehmen und schräg in dünne Scheiben schneiden.

Tip

Dazu schmeckt rote Paprikasauce (s. S. 125) und Wirsing mit Kokosmus (s. S. 110) oder weiße Rüben mit Liebstöckel (s. S. 117).

Freie Vögel

Wohlschmeckendes Federvieh

Es gilt für alle Geflügelarten, aber für Enten besonders: Je artgerechter ihre Aufzucht, desto besser die Qualität des Fleischs. Die Tiere brauchen viel Bewegungsfreiheit und Wasser zur Pflege ihres Gefieders. Wer einen Bauern oder einen Hobbyzüchter in seiner Region kennt, bei dem die Tiere mit Auslauf und einem Teich im Freien gehalten werden, kann von Glück sagen. Etwas ganz Besonderes ist die zu den seltenen Haustierrassen gehörende Pommernente. Weil sie sehr viel Weide- und Wasserfläche benötigt, eignet sie sich nicht für die Massentierhaltung.

Mastenten werden in Ställen gehalten. Ihr Fleisch wird frisch oder tiefgekühlt überwiegend aus Frankreich, Polen oder Ungarn importiert. Besonders gefragt ist die Barbarie-Ente, ihr Fleisch gilt als äußerst wohlschmeckend.

Die viel kleineren Wildenten bekommt man frisch nur im Herbst und Winter auf Bestellung, im Internet oder beim Fachhändler. Ihr Fleisch ist sehr würzig, schmeckt aber nicht nach Wild. Weil ihnen die dicke Fettschicht der Mastenten fehlt, werden sie besser mit Speckstreifen umwickelt. So bleibt die Brust beim Braten saftig und echt paleo.

Würzige Gänsekeulen
mit Knusperhaut

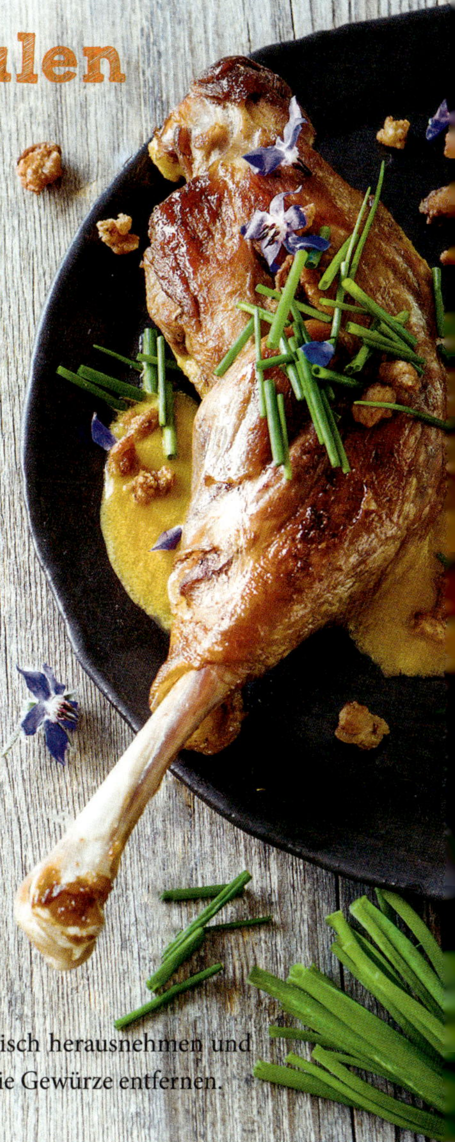

Für 2 Portionen:

- 2 Gänsekeulen
- 2 Zwiebeln
- 1 Knoblauchzehe
- 1 Möhre
- 2 Pimentkörner
- 2 Lorbeerblätter
- 1/2 Zimtstange
- Salz, Pfeffer
- 1 EL Fett zum Braten
- 250 ml Knochenbrühe (s. S. 131)
- 1/2 Bund Schnittlauch
- blühende Kräuter (z.B. Borretsch)

1 Die Keulen kalt abspülen und trocken tupfen. Zwiebeln und Knoblauch abziehen, Möhre schälen und alles würfeln. Pimentkörner, Lorbeerblätter und Zimtstange in einen Tee-Aufgussbeutel (Teefilter) geben.

2 Die Haut von den Gänsekeulen abziehen und zur Seite legen. Das Fleisch salzen und pfeffern. Das Fett in einem Bratentopf erhitzen und die Gänsekeulen darin rundherum hell anbraten.

3 Gemüsewürfel zum Fleisch geben. Kurz mitbraten und 200 ml Brühe dazugießen. Die Gewürze im Aufgussbeutel zufügen.

4 Das Fleisch im geschlossenen Topf bei kleiner Hitze 60 bis 90 Minuten schmoren. Dabei, falls nötig, Knochenbrühe nachgießen. Das gegarte Fleisch herausnehmen und warm stellen. Die Gewürze entfernen.

5 Den Sud und das Gemüse mit dem Pürierstab pürieren. Die entstandene Sauce mit Salz und Pfeffer abschmecken.

6 Die Gänsehaut in Würfel schneiden und bei mittlerer Hitze knusprig braun braten. Die Keulen in der Sauce noch einmal erhitzen und mit den knusprigen Würfeln bestreuen. Mit Schnittlauch und Blüten garnieren.

Gebratener Wildfasan
mit Gemüse

Für 3 Portionen:

1 Wildfasan (ca. 900 g)
1 Zweig Salbei
50 g Gänseschmalz
2 Knoblauchzehen
1 TL abgeriebene Zitronenschale
Salz, Pfeffer
2 Zwiebeln
2 Möhren
50 g Sellerieknolle
2 Scheiben luftgetrockneter Schinken
2 frische Lorbeerblätter
50 ml Knochenbrühe (s. S. 131)
1 EL Zitronensaft
1/2 TL Honig

1 Den Fasan kalt abspülen und trocken tupfen. Salbei waschen, Blätter fein hacken und mit dem Gänseschmalz mischen. Knoblauchzehen abziehen, pressen und mit der Zitronenschale unterrühren. Die Mischung mit Salz und Pfeffer kräftig würzen. Eine Hälfte ins Fasaninnere geben, den Rest auf der Brust verstreichen.

2 Zwiebeln abziehen, Möhren und Sellerie schälen, alles in kleine Würfel schneiden. Fasan mit den Schinkenscheiben umwickeln und mit Zahnstochern feststecken.

3 Einen Bratschlauch etwa 25 cm größer zuschneiden als für den Fasan nötig. Den Schlauch an einer Seite schließen. Das gewürfelte Gemüse und die Lorbeerblätter hineingeben. Fasan darauflegen, die Knochenbrühe dazugießen und den Bratbeutel verschließen.

4 Die Folie mit einer Schere im oberen Teil einmal etwa 1 cm tief einschneiden und auf das kalte Backblech legen.

5 Den Fasan im vorgeheizten Backofen bei 200 °C etwa 80 Minuten braten. Das Backblech aus dem Ofen nehmen und die Folie rundherum aufschneiden.

6 Den Fasan herausheben und warm stellen. Wer ihn besonders knusprig haben möchte, schiebt den Vogel noch kurz unter den Grill.

7 Die Flüssigkeit aus dem Bratschlauch mitsamt dem Gemüse kräftig aufmixen. Die entstandene Sauce mit Salz, Pfeffer, Zitronensaft und Honig abschmecken. Den Fasan mit der Sauce servieren.

Tip

Moderne Frischhaltung bewahrt das feine Aroma des Wildvogels und verhindert den früher üblichen strengen Geschmack (frz.: haut goût). Intensive Wildgewürze oder Beizen sind heute bei der Zubereitung also überflüssig. Wer es noch milder möchte, verwendet statt Fasan eine Poularde. Dazu passen Weißkraut mit Sternanis (s. S. 123), Schwarzwurzeln (s. S. 116) oder duftende Steckrüben (s. S. 112).

Perlhuhn-Gemüse-Eintopf

Für 2 Portionen:

1 küchenfertiges Perlhuhn (ca. 1,2 kg)
150 g Schalotten
700 ml Knochenbrühe (s. S. 131)
1 Gewürznelke
1 Lorbeerblatt
je 250 g Möhren, Brokkoli und Porree
1 Bund Frühlingszwiebeln
250 g Sellerieknolle
Salz, Pfeffer, Muskat
etwas Liebstöckel oder Petersilie

1 Das Perlhuhn in kochend heißes Wasser geben, einmal kurz aufkochen, herausnehmen und etwas abkühlen lassen. Die Schalotten abziehen und halbieren.

2 Knochenbrühe mit Schalotten, Nelke und Lorbeerblatt 15 Minuten bei kleiner Hitze kochen. Perlhuhn hineingeben und 50 Minuten köcheln (nicht sprudelnd kochen).

3 Perlhuhn herausnehmen. Die Brühe durch ein Sieb in einen zweiten Topf gießen. Haut und Knochen vom Huhn entfernen und das Fleisch warm stellen.

4 Das Gemüse putzen und in kleine Stücke schneiden. Sellerie und Möhren in die Brühe geben und 6 bis 8 Minuten bei kleiner Hitze garen. Restliches Gemüse zufügen und weitere 5 Minuten garen.

5 Gemüse aus der Brühe heben und warm stellen. Die Brühe bei starker Hitze etwas reduzieren, mit Salz, Pfeffer und Muskat abschmecken. Fleisch und Gemüse auf vorgewärmten Suppentellern anrichten. Brühe darübergießen und mit Kräutern garnieren.

Luxushuhn

Perle im Kochtopf

Selbst erfahrene Gourmets haben die halbwilden Tiere meist nicht auf der Standardliste ihrer Lieblingszutaten. Ein Jammer, denn das feste, magere Fleisch eines ausgewachsenen Perlhuhns hat Saft, Kraft und einen feinen Wildgeschmack. Der Grund: Das Perlhuhn ist ein unruhiges Tier, das sich viel bewegt und ruhelos herumläuft. So kriegt es wenig Fett auf die Rippen, aber kerniges Muskelfleisch, das langsam wächst und deshalb Aroma und Substanz mitbringt. Der Unterschied zwischen einem Haushuhn und einem Perlhuhn ist beträchtlich: Eine Poularde ist bereits nach gut 40 Tagen schlachtreif und bringt dann etwa 1,4 Kilo auf die Waage. Das halbwilde Perlhuhn braucht dagegen mindestens 80 Tage, um auf ein annähernd vergleichbares Gewicht zu kommen. Die Fleischausbeute ist jedoch bei Perlhühnern höher als bei Huhn, Fasan und Rebhuhn, denn die Knochen sind dünner und das Fleisch magerer.

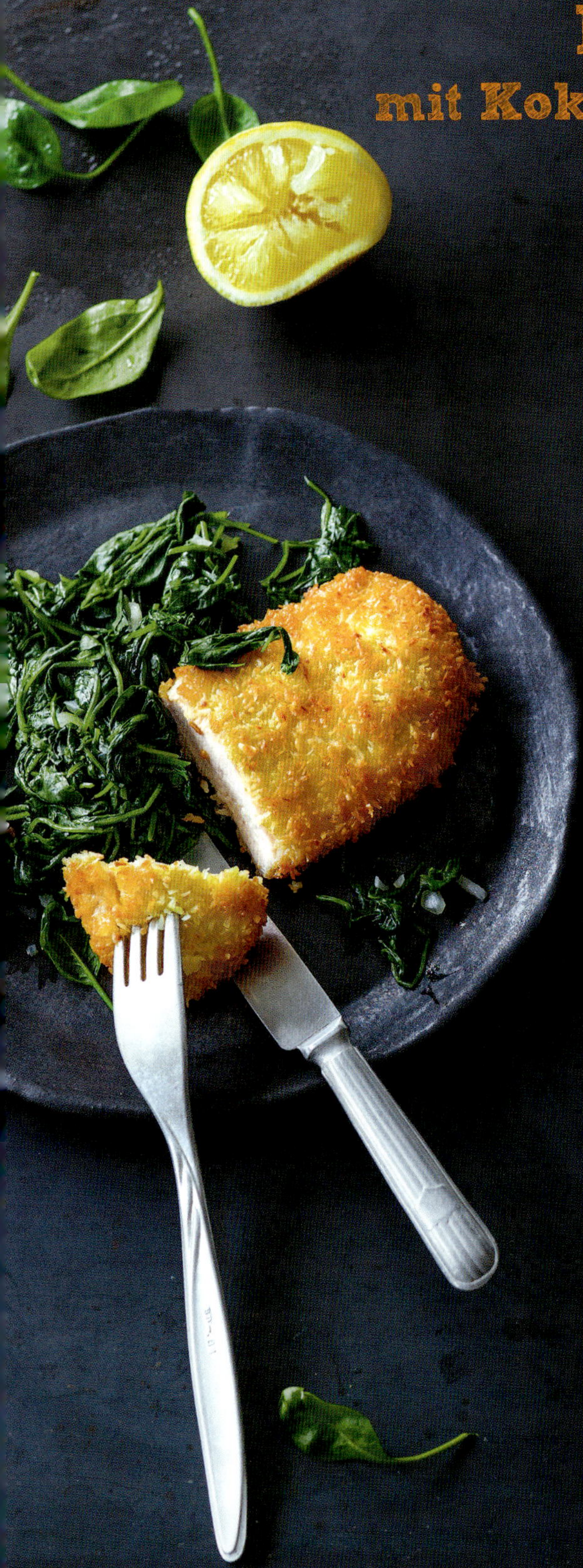

Putenschnitzel
mit Kokoskruste auf Spinat

Für 2 Portionen:

300 g Spinat
1 Zwiebel
1 Knoblauchzehe
2–3 EL Fett zum Braten
2 Putenschnitzel (à ca. 125 g)
Salz, Pfeffer
1 kleines Ei
3 EL Kokosraspel
1 Löffelspitze Kurkuma
1/2 Zitrone

1 Den Spinat waschen und abtropfen lassen. Zwiebel und Knoblauchzehe abziehen und würfeln. 1 EL Fett erhitzen, Zwiebel- und Knoblauchwürfel darin glasig dünsten. Den tropfnassen Spinat zugeben und im geschlossenen Topf 5 Minuten garen.

2 Die Putenschnitzel mit Salz und Pfeffer würzen. Das Ei mit 1 EL Wasser verquirlen. Kokosraspel auf einem zweiten Teller mit Kurkuma mischen. Die Putenschnitzel erst im Ei, dann in der Kokosmischung wenden.

3 Das restliche Fett in einer beschichteten Pfanne erhitzen und die Putenschnitzel bei mittlerer Hitze von jeder Seite 3 bis 4 Minuten goldbraun braten.

4 Den Spinat mit Salz, Pfeffer und Zitronensaft abschmecken und zu den gebratenen Putenschnitzeln servieren.

Geschmorter Putenbraten
mit Granatapfelsauce

Für 2 Portionen:

800 g Putenbrust, Salz
2 EL Fett zum Braten
200 g Zwiebeln
250 g Möhren
250 ml Knochenbrühe (s. S. 131)
1 Prise Chiliflocken
1 kleiner Granatapfel
1 TL Kakaopulver
1 Löffelspitze Honig
1/2 Bund Schnittlauch

1 Einen Tontopf für 15 Minuten in kaltes Wasser setzen, damit der Ton Wasser aufnimmt. Das Putenfleisch salzen und in einer Pfanne in heißem Fett rundherum anbraten.

2 Zwiebeln abziehen, Möhren schälen. Das Gemüse klein schneiden, zum Fleisch geben und 3 Minuten mitbraten.

3 Fleisch und Gemüse in den Tontopf geben. Knochenbrühe und Chiliflocken zufügen. Den Topf schließen und in den kalten Backofen schieben. Den Putenbraten bei 200 °C etwa 80 Minuten garen.

4 Das Fleisch aus dem Topf nehmen. Den Bratensaft mitsamt dem Gemüse fein pürieren und das Kakaopulver untermixen.

5 Granatapfel quer zur Blüte halbieren, eine Hälfte auf einer Zitruspresse auspressen und den Saft zur Sauce geben. Mit wenig Salz und etwas Honig abschmecken.

6 Die Kerne aus der verbliebenen Granatapfelhälfte herauslösen. Den Putenbraten in Scheiben schneiden. Mit Sauce, Schnittlauchröllchen und Granatapfelkernen anrichten.

Schmoren im Tontopf

Schon die Jäger und Sammler des Paläolithikums nutzten Lehm oder Tonerde, um das Fleisch erlegter Tiere zu umhüllen und so beim Garen im offenen Feuer vor dem Verbrennen und Austrocknen zu schützen. Sanftes Schmoren im eigenen Saft war und ist für das magere Fleisch von Wild und Geflügel ganz besonders geeignet. Also den alten Tontopf wieder aus der Ecke holen oder einen neuen anschaffen. Den Topf vor dem Garen 10 bis 15 Minuten wässern. Beim Braten oder Schmoren wird die Flüssigkeit dann wieder abgegeben und hält das Fleisch saftig. Wichtig: Den Tontopf in den kalten Backofen schieben und erst dann auf Gartemperatur bringen. So verhindert man Sprünge.

Rindergulasch

Für 4 Portionen:

750 g Zwiebeln
2–3 Knoblauchzehen
1 Möhre
1 Pastinake oder 1 Stück Knollensellerie (ca. 150 g)
200 g Tomaten
750 g Rindergulasch
Salz, Pfeffer
2 EL Paprikapulver, edelsüß
Chiliflocken nach Geschmack
250 ml Knochenbrühe (s. S. 131)

1 Zwiebeln und Knoblauch abziehen, Möhre und Pastinake oder Sellerie schälen und alles würfeln. Tomaten grob zerkleinern.

2 Gemüse und Fleischstücke in einen großen Bratentopf schichten. Jede Lage mit Salz, Pfeffer, Paprikapulver und nach Belieben mit Chiliflocken würzen.

3 Die Brühe über Fleisch und Gemüse gießen und das Ganze langsam zum Kochen bringen. Bei milder Hitze im geschlossenen Topf 90 bis 120 Minuten schmoren, dabei ab und zu umrühren. Falls sich zu viel Flüssigkeit gebildet hat, das Gulasch im offenen Topf etwas einkochen lassen.

4 Wenn das Fleisch zart ist, einen Teil der Brühe und das gekochte Gemüse aus dem Topf schöpfen und mit dem Pürierstab pürieren. Zurück zum Gulasch geben und – falls nötig – mit Salz nachwürzen.

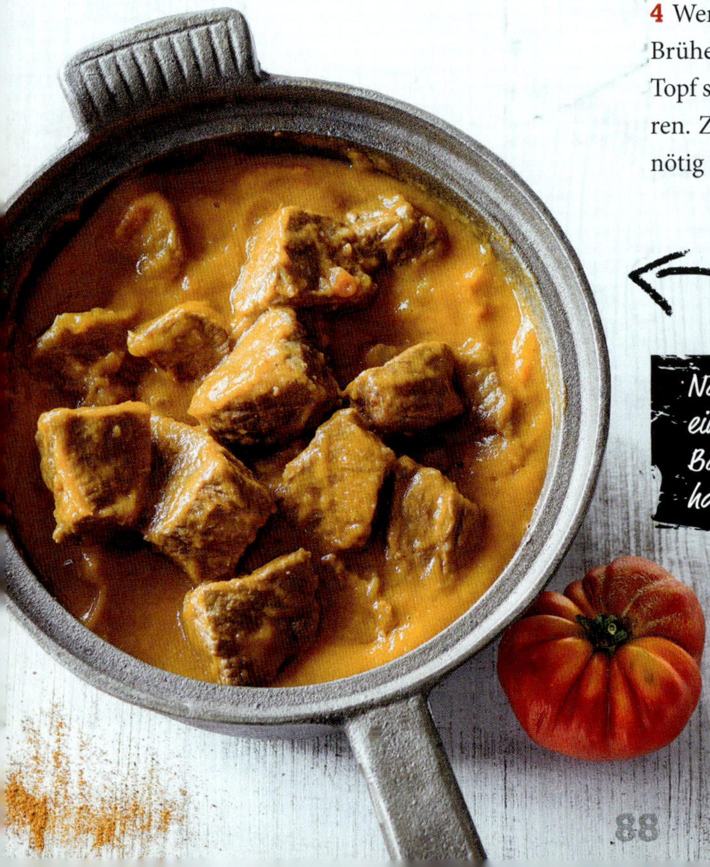

Nach diesem Rezept gekocht, enthält ein Rindergulasch doppelt so viele Ballaststoffe wie sonst üblich und nur halb so viel Fett.

Schweinemedaillons auf Gemüse

Für 3 Portionen:

2 rote Zwiebeln
2 Paprikaschoten
1 kleine Aubergine
1 Zucchini
250 g kleine Tomaten
1–2 Knoblauchzehen
1 TL frische Rosmarinnadeln
einige Minzeblättchen
2 EL Olivenöl
Salz, Pfeffer
400 g Schweinefilet
1 EL Schweineschmalz

1 Das Gemüse putzen und klein schneiden. Tomaten halbieren. Knoblauchzehen abziehen und zerdrücken. Rosmarinnadeln und Minzeblättchen im Blitzhacker zerkleinern.

2 Das Gemüse mit Olivenöl, Knoblauch, Rosmarin, Minze, Salz und Pfeffer in eine Schüssel geben. Gut durchmischen und auf ein mit Backpapier belegtes Backblech geben. Im vorgeheizten Backofen bei 200 °C auf der mittleren Schiene 20 Minuten garen.

3 Das Schweinefilet in Medaillons schneiden, von beiden Seiten mit Salz und Pfeffer würzen und in einer Pfanne im heißen Schmalz von beiden Seiten scharf anbraten.

4 Die Filets auf das Gemüse legen und alles weitere 10 bis 15 Minuten im Backofen garen.

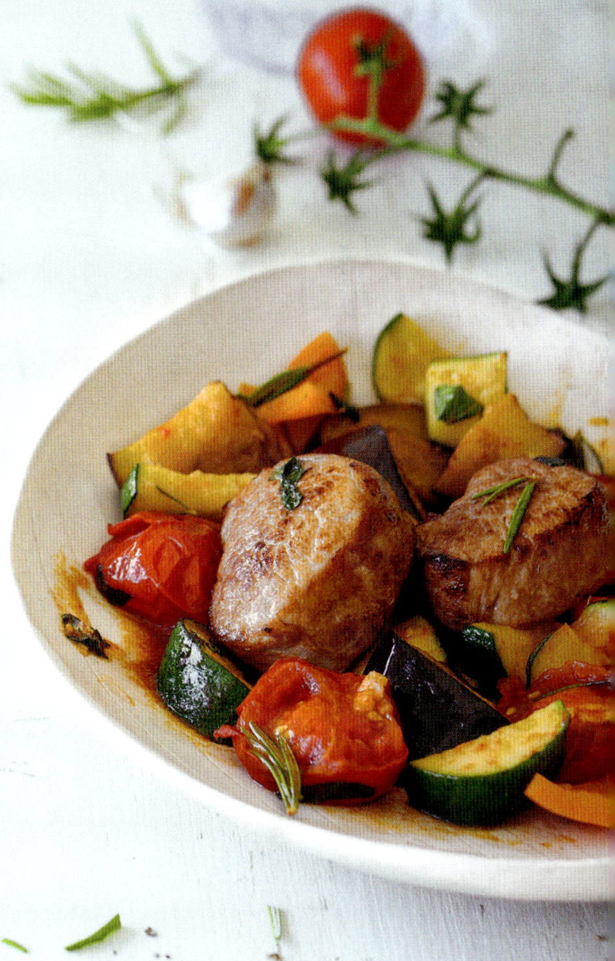

Mandelschnitzel
mit Paprikagemüse

Für 2 Portionen:

600 g Paprikaschoten (rot, grün, gelb)
2 Schweineschnitzel (à 150 g)
1 EL Fett zum Braten
2 EL Mandelmus
Salz
1 Prise Chiliflocken
2 TL Mandelblättchen

Tipp

Mandelmus verleiht der Schnitzelsauce Cremigkeit und feines Aroma. Zur Abwechslung Haselnussmus nehmen oder der Sauce mit einem Löffel Tahin kräftigen Sesamgeschmack verleihen.

1 Die Paprikaschoten halbieren, entkernen, waschen und in Streifen schneiden.

2 Die Schnitzel in einer großen Pfanne in heißem Fett von jeder Seite 3 bis 5 Minuten braten, herausnehmen und warm stellen.

3 Paprikastreifen in die Pfanne geben und unter Rühren kurz anbraten. 2 bis 3 EL Wasser zufügen, Deckel auflegen und das Gemüse 3 Minuten dünsten. Das Mandelmus unterrühren und salzen.

4 Schnitzel wieder in die Pfanne geben und mit dem Gemüse heiß werden lassen. Die Schnitzel mit Chiliflocken und Mandelblättchen bestreut servieren.

Zarte Lammfilets

Für 2 Portionen:

300 g Lammfilet
1 EL Fett zum Braten
Salz, Pfeffer

1 Das Fleisch trocken tupfen, ins heiße Bratfett geben und bei großer Hitze von beiden Seiten kräftig anbraten. Salzen und pfeffern.

2 Die Temperatur sofort herunterschalten und die Lammfilets 2 Minuten weiterbraten. Herausnehmen, fest in Alufolie wickeln und 3 Minuten ruhen lassen.

Tipp

Sehr lecker und aromatisch: Am Schluss noch ein paar frische Salbeiblätter und etwas Butter in die Pfanne geben.

Lammcurry mit Ingwer

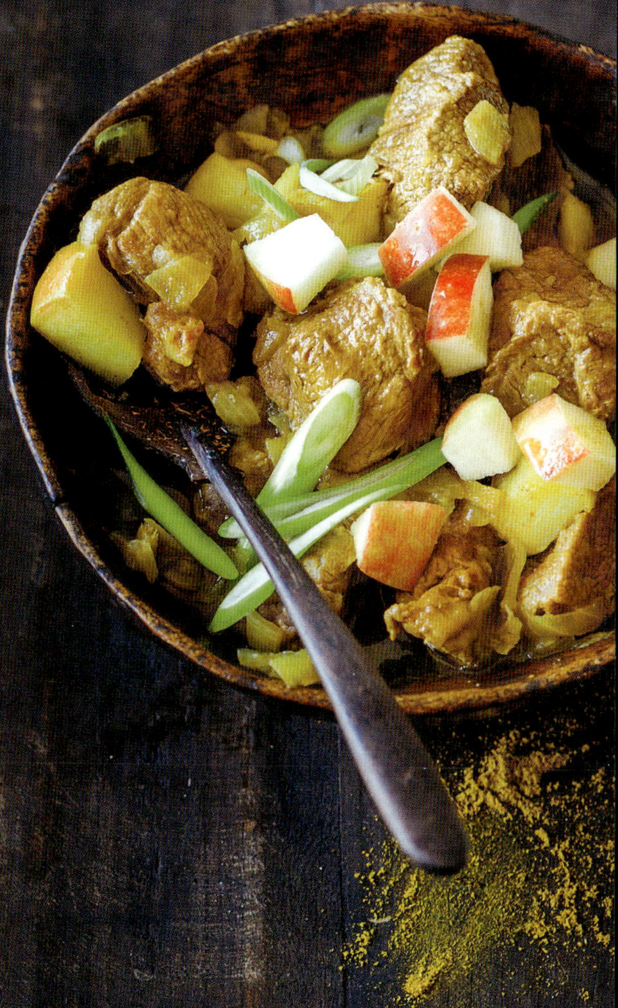

Für 4 Portionen:

750 g Zwiebeln
2 Knoblauchzehen
1 Stück Ingwerwurzel (ca. 30 g)
750 g Lammfleisch
Salz
2 EL Currypulver
1 TL gemahlener Kreuzkümmel
250 ml Knochenbrühe (s. S. 131)
2 Äpfel
Zitronensaft
1 Frühlingszwiebel

1 Zwiebeln- und Knoblauchzehen abziehen und würfeln. Ingwer schälen und fein würfeln oder im Blitzhacker zerkleinern. Das Fleisch in mundgerechte Würfel schneiden.

2 Zwiebeln, Ingwer, Knoblauch und die Fleischwürfel in einen ausreichend großen Topf schichten. Jede Lage mit Salz, Curry und Kreuzkümmel würzen.

3 Die Knochenbrühe darübergießen. Alles langsam zum Kochen bringen und bei kleiner Hitze 1 bis 2 Stunden im geschlossenen Topf schmoren.

4 Äpfel waschen, das Kerngehäuse entfernen und das Fruchtfleisch mitsamt der Schale würfeln. Einige Würfel mit etwas Zitronensaft vermischen und als Garnitur zurückbehalten.

5 Restliche Apfelwürfel zum Curry geben und in der letzten halben Stunde mitschmoren, dabei ab und zu umrühren. Das Curry mit Salz und Zitronensaft abschmecken.

6 Die Frühlingszwiebel putzen und schräg in hauchdünne Scheiben schneiden. Das Curry mit Apfelstücken und Frühlingszwiebeln bestreut servieren.

Saftiger Schweinerücken

Für 5 bis 6 Portionen:

800 g Schweinerücken ohne Knochen
Salz
1 EL Fett zum Braten
Pfeffer
Zimt

1 Das Backblech auf die mittlere Schiene im Backofen schieben und den Backofen auf 80 °C vorheizen.

2 Den Schweinerücken rundherum mit Salz einreiben. Das Fett in einer Pfanne erhitzen und den Braten darin von allen Seiten braun anbraten. Das gelingt am besten, wenn man das Fleisch erst wendet, sobald sich auf der Unterseite eine braune Kruste gebildet hat.

3 Das Fleisch mit Pfeffer und Zimt würzen und auf das vorgewärmte Backblech in den Backofen geben. Bei weiterhin 80 °C etwa 3 Stunden garen.

Tipp

Der magere Braten passt zu vielen Gemüsegerichten, lässt sich gut portionieren und hält sich gekühlt etwa 4 Tage.
Für den Vorrat den Braten am besten noch heiß in einen Tiefkühlbeutel geben, luftdicht verschließen und abgekühlt im Kühlschrank ruhen lassen.

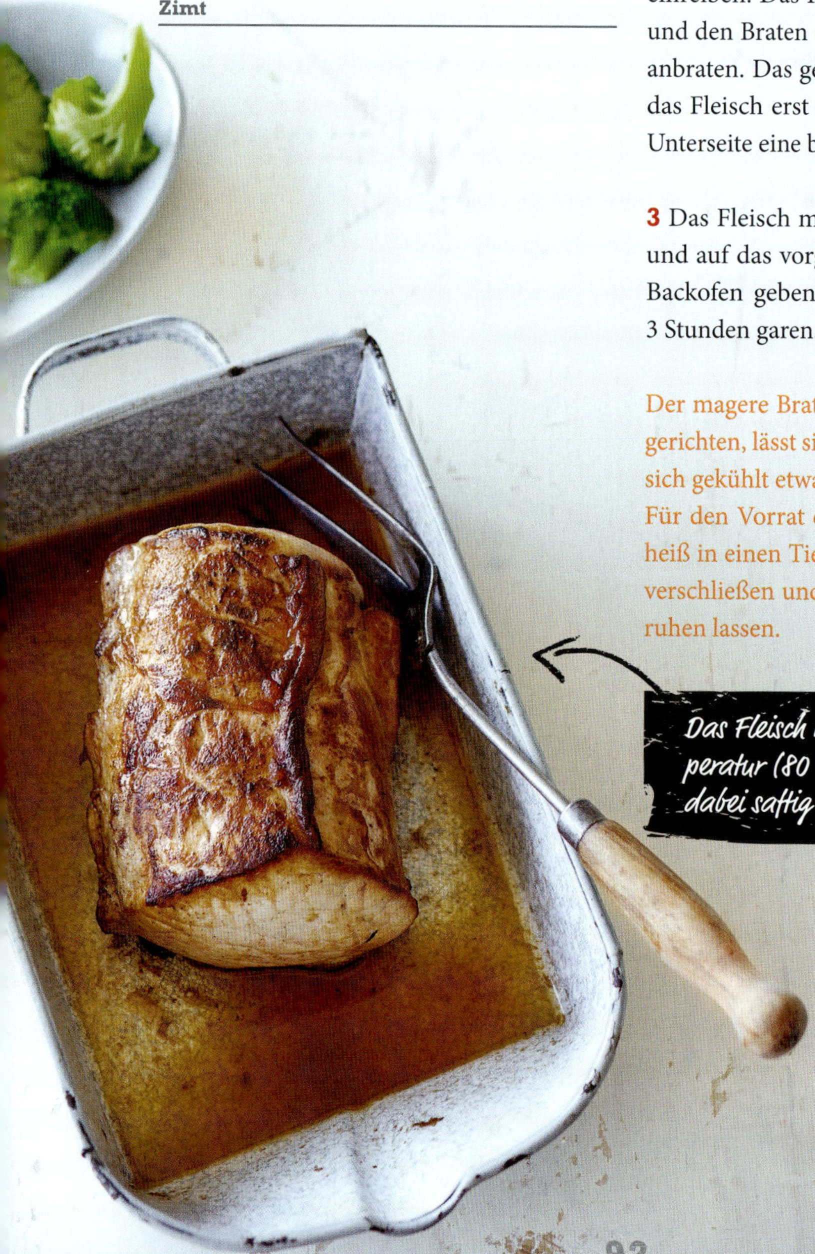

Das Fleisch wird bei niedriger Temperatur (80 °C) gegart und gelingt dabei saftig und zart zugleich.

Ingwer-Orangen-Steak

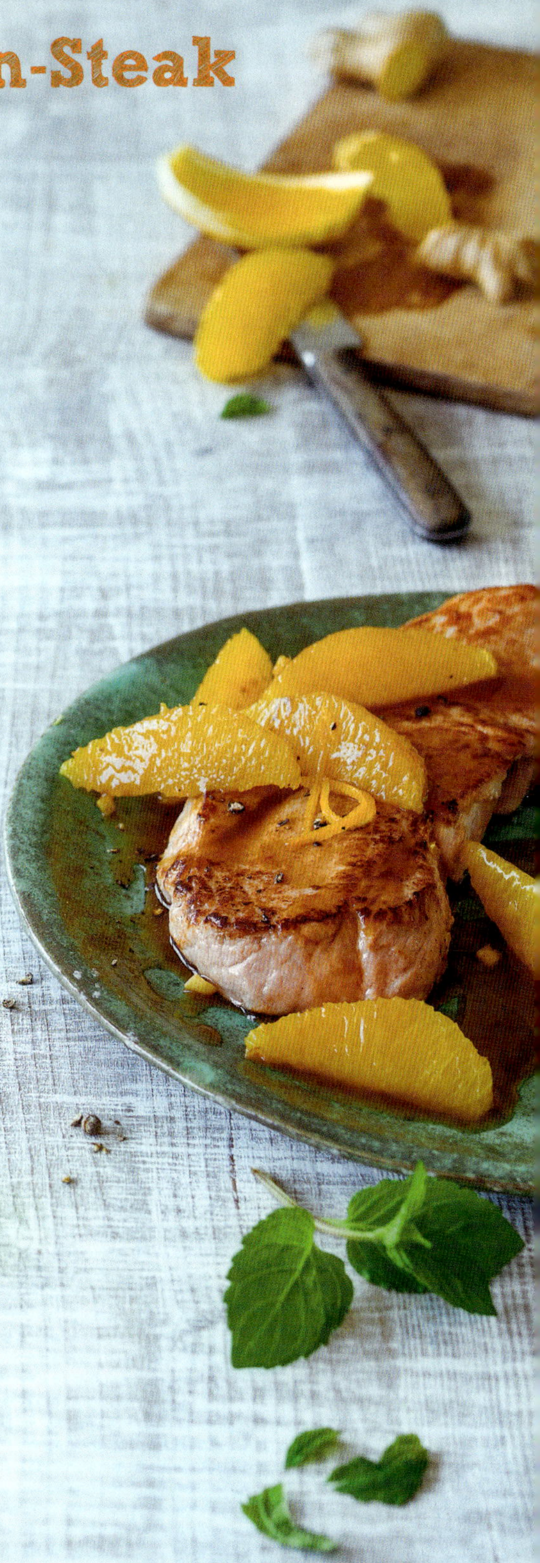

Für 2 Portionen:

1 Stück Ingwerwurzel (ca. 30 g)
2 Schweinesteaks (à ca. 150 g)
1–2 EL Fett zum Braten
100 ml Knochenbrühe (s. S. 131)
2 Orangen
1/2 TL Honig, Salz, Pfeffer
Minze oder Zitronenmelisse

1 Ingwerwurzel schälen und fein würfeln. Schweinesteaks in einer großen Pfanne im heißen Fett von jeder Seite 2 Minuten anbraten. Ingwer zufügen und 1 Minute mitbraten.

2 Brühe dazugießen und alles zugedeckt bei schwacher Hitze etwa 10 Minuten schmoren.

3 Die Orangen so dick schälen, dass die weiße Haut mit entfernt wird. Fruchtfilets herausschneiden und 4 Stück zum Garnieren zur Seite legen.

4 Kurz vor Ende der Garzeit der Schnitzel die restlichen Orangenfilets zum Bratfond geben und darin heiß werden lassen. Die Flüssigkeit mit Honig, Salz und Pfeffer abschmecken.

5 Die Schnitzel mit den Orangenfilets und Kräuterblättchen garniert anrichten. Zusätzlich mit Orangenschale dekorieren.

ipp

Schmeckt auch mit Kalbs-, Puten- oder Hähnchensteaks. Zur Abwechslung etwas Zimtrinde, eine Prise Piment oder eine Sternanisfrucht mitschmoren.

Krustenbraten

Für 4 bis 6 Portionen:

- **1,2 kg Schweineschulter mit Schwarte oder mageres Bauchfleisch**
- **Salz, Pfeffer**
- **Kümmel**
- **2 Knoblauchzehen**
- **1 Zwiebel**
- **1 Möhre**

1 Das Fleisch mit Salz, Pfeffer und Kümmel rundherum einreiben und mit der Schwarte nach unten in den Bräter legen. Dann so viel Wasser zugießen, dass die Schwarte vollständig im Wasser liegt.

2 Knoblauchzehen und Zwiebel abziehen, die Möhre schälen, alles in grobe Stücke schneiden und um das Fleisch verteilen.

3 Im vorgeheizten Backofen bei 140 °C auf der unteren Schiene etwa 2 Stunden garen, dabei darauf achten, dass immer genügend Wasser die Schwarte bedeckt.

4 Braten herausnehmen und die Schwarte rautenförmig einschneiden. Den Braten zurück in den Bräter geben und bei 250 °C so lange braten, bis die Schwarte zu brutzeln beginnt. Dann die Hitze auf 180 °C reduzieren und 60 bis 90 Minuten weitergaren.

5 Den Bratensaft mit dem Gemüse in einen kleinen Topf umfüllen und fein pürieren. Falls die Mischung zu dick gerät, etwas Wasser zugeben. Die Sauce noch einmal aufkochen, abschmecken und zum Braten servieren.

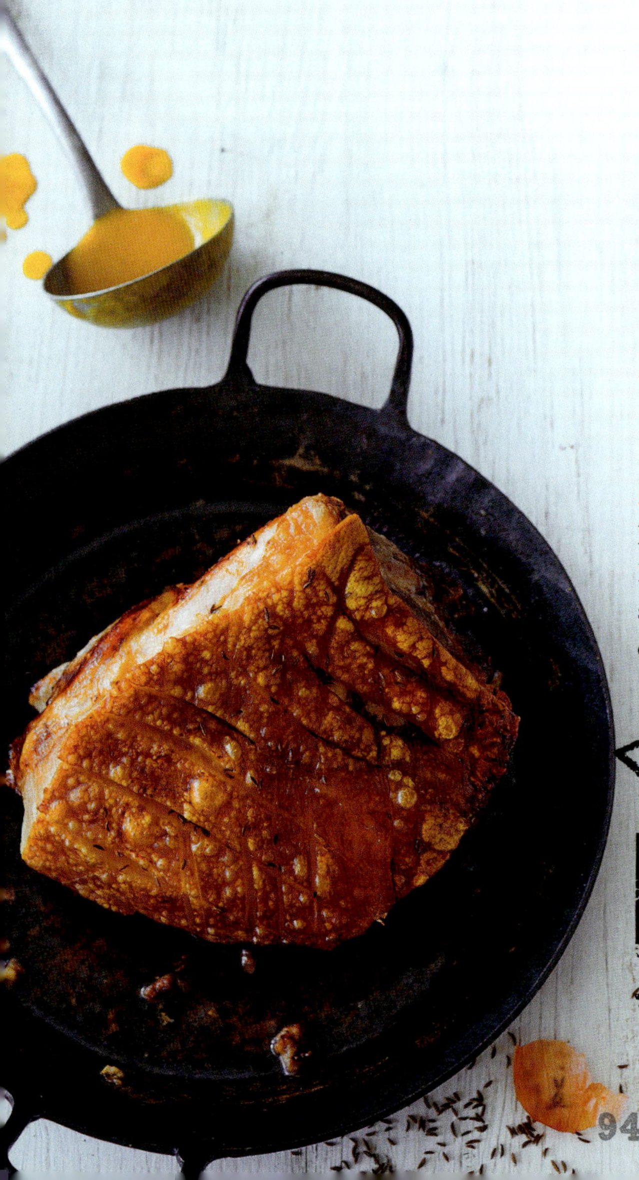

Ganz einfach zu machen, knackig und total paleo ist dieser Schweinebraten, bei dem die Kruste (Schwarte) verlockend knuspert.

Schweinekoteletts mit grünen Bohnen

Für 2 Portionen:

- 600 g grüne Bohnen, Salz
- 1/2 Bund Schnittlauch
- 2 Schweinekoteletts (à ca. 180 g)
- Pfeffer
- 20 g Butterschmalz
- 10 g Butter
- frische Kräuter zum Garnieren (z. B. Majoran oder Thymian, vorzugsweise mit Blüten)

1 Bohnen putzen, waschen und in Salzwasser 10 bis 15 Minuten garen. Schnittlauch in kochendes Wasser tauchen, sofort kalt abspülen.

2 Die Koteletts mit Salz und Pfeffer würzen und in einer Pfanne im heißen Butterschmalz unter Wenden etwa 5 Minuten braten.

3 Die Bohnen abtropfen lassen, mit den Schnittlauchhalmen zu Bündeln binden und in Butter erhitzen.

4 Koteletts mit Bohnen auf Tellern anrichten und mit frischen Kräutern garnieren.

Nackensteaks mit Tomatensalat

Für 2 Portionen:

- 2 Knoblauchzehen
- 1 TL Sambal oelek
- 3 EL Olivenöl
- 2 Schweinenackensteaks (à ca. 180 g)
- 2 Zwiebeln
- 1 grüne Paprikaschote
- 500 g Tomaten
- 2 EL Essig, Salz, Pfeffer
- 2 EL gehackte Petersilie

1 Knoblauch abziehen und hacken. Mit Sambal oelek und 1 EL Öl verrühren. Steaks damit bestreichen und 1 Stunde ziehen lassen.

2 Die Zwiebeln abziehen, fein würfeln und im restlichen Öl glasig dünsten. Paprikaschote putzen, würfeln und kurz mitdünsten.

3 Die Tomaten waschen, würfeln, zufügen und kurz erhitzen. Mit Essig, Salz und Pfeffer würzen. Petersilie unterrühren.

4 Die Steaks bei mittlerer Hitze grillen oder von jeder Seite 3 bis 5 Minuten braten. Den lauwarmen Tomatensalat dazu servieren.

Vorsicht Virus

Rotes Fleisch – (k)ein Risiko

Wer viel rotes und verarbeitetes Fleisch isst, hat statistisch gesehen ein erhöhtes Risiko für Darmkrebs. Das ist lange bekannt, erst kürzlich haben Studien den Verdacht erneut erhärtet. Bis heute ist jedoch nicht klar, woran das liegt. Denn unsere steinzeitlichen Ahnen haben Fleisch viele Hunderttausend Jahre lang gut vertragen. Unter den Inhaltsstoffen von Wurst und Fleisch gab es immer schon reichlich Verdächtige. Manche Forscher sahen in gesättigten Fettsäuren die Übeltäter, andere glaubten, Stoffe, die beim Räuchern und Pökeln entstehen, wären verantwortlich. Auch das unentbehrliche Spurenelement Eisen geriet bisweilen in Verdacht. All diese Vermutungen sind inzwischen widerlegt.

VIREN UNTER VERDACHT

Der deutsche Krebsforscher und Nobelpreisträger Harald zur Hausen vermutet einen ganz anderen Auslöser: Viren! Sie können sich unbemerkt in den Zellen von Tieren und sogar im Erbgut des Menschen einnisten und Schaden anrichten. Bevölkerungsstudien zeigen, dass das Darmkrebsrisiko um 20 bis 30 Prozent steigt, wenn viel rotes Fleisch verzehrt wird. Beweisen kann der berühmte Forscher den direkten Zusammenhang mit Viren noch nicht, aber vieles spricht dafür.

Aus diesem Grund finden Sie in diesem Buch keine Rindfleischgerichte wie etwa Tartar oder Carpaccio, bei denen das Fleisch roh gegessen wird. Auch medium oder gar blutig gebratene Steaks nicht, weil die in Verdacht stehenden Papillom- und Polyomaviren Temperaturen bis zu 80 Grad aushalten, bei kurz gebratenen Steaks das Fleisch im Inneren aber nur etwa 40 bis 60 Grad erreicht. Solche Viren überstehen also einen kurzen Garvorgang ohne Schwierigkeiten. Die Paleo-Diät setzt deshalb auf langsames Schmoren (siehe Gulasch, Rouladen etc.), das solche Risiken ausschließt. Weitere Pluspunkte fürs Schmoren: Preiswerte knorpel- und bindegewebereiche Fleischstücke geraten wunderbar zart. Sie liefern reichhaltige Saucen – und viel Kollagen, das für schöne gesunde Haut sorgt. Wer nicht nur das pure Filet isst, sondern alle Teile des Tieres nutzt, versorgt den Körper mit wichtigen Baustoffen.

Kollagen-Peptide sind in der modernen Ernährung knapp. Besser als jede Creme erhöhen Kollagenbestandteile aus dem Essen die Elastizität unserer Haut von innen.

Rinderrouladen

Für 4 Portionen:

- **4 Rinderrouladen (à ca. 180 g)**
- **Salz, Pfeffer**
- **1 EL Senf**
- **50 g durchwachsener Speck**
- **2 Zwiebeln, 1 Möhre**
- **125 g Sauerkraut**
- **2 EL Fett zum Braten**
- **1/2 l Knochenbrühe (s. S. 131)**
- **1 TL frische Thymianblättchen**

1 Das Fleisch salzen, pfeffern und auf einer Seite mit Senf bestreichen. Speck würfeln.

2 Zwiebeln abziehen, Möhre schälen. Eine Zwiebel und die Möhre in Scheiben schneiden, zweite Zwiebel würfeln. Zwiebelscheiben, Sauerkraut und Speck auf den Rouladen verteilen. Die Fleischscheiben aufrollen, mit Küchengarn oder Rouladennadeln fixieren.

3 Fett in einem großen Topf erhitzen. Die Rouladen darin rundherum kräftig braun anbraten. Herausnehmen.

4 Zwiebelwürfel und Möhrenscheiben in den Topf geben, kurz anbraten, die Knochenbrühe zugießen, aufkochen und die Rouladen zurück in den Topf geben. Rouladen zugedeckt bei kleiner Hitze eine Stunde schmoren.

5 Rouladen aus dem Fond heben und warm stellen. Für die Sauce den Bratenfond mit dem Pürierstab aufmixen, salzen, pfeffern und mit dem Thymian zu den Rouladen servieren.

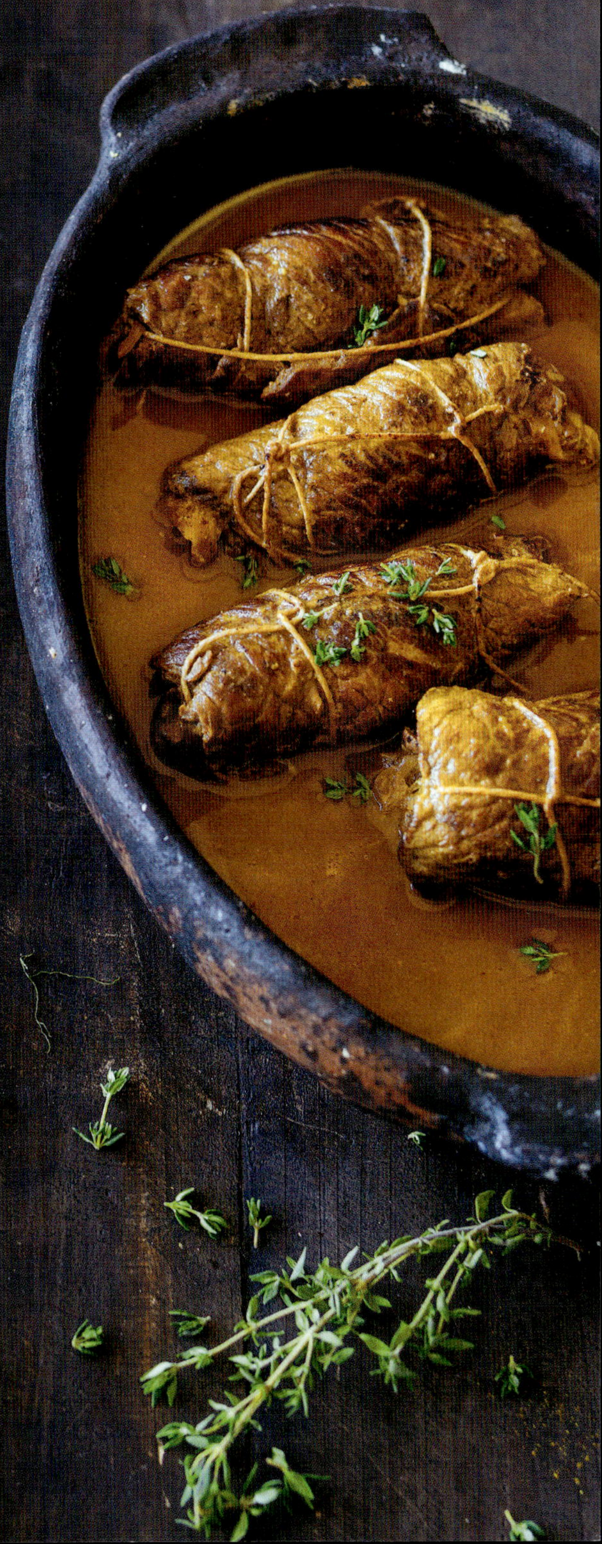

Hirschburger im Schweinenetz

Für 6 Portionen:

- 600 g Hirschfleisch
- 150 g Schweinebauch ohne Schwarte
- Salz
- 1 Prise gemahlene Nelken
- 1 Bund Majoran
- 2 Schalotten
- 1 Knoblauchzehe
- Fett zum Braten
- Pfeffer
- 2 Schweinenetze (beim Metzger vorbestellen)
- Öl zum Braten

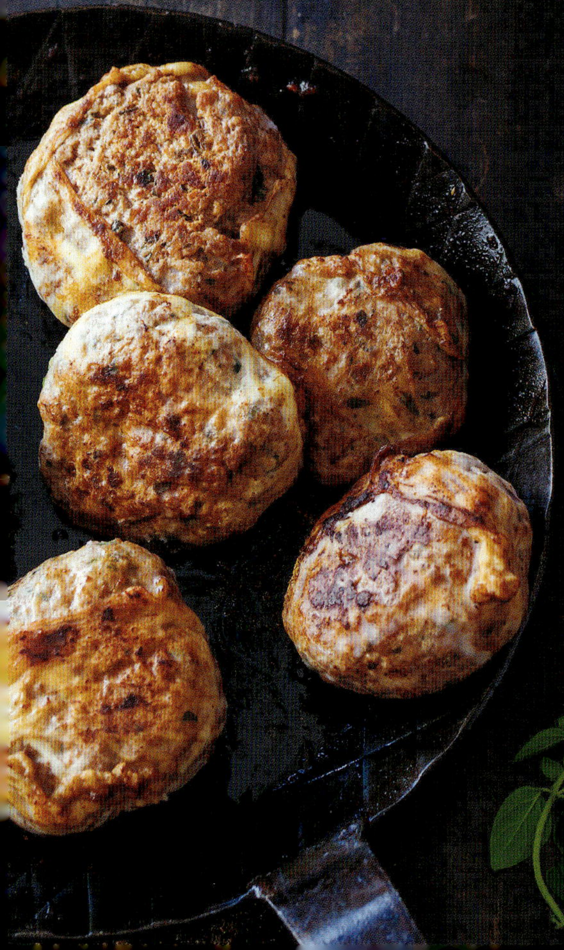

1 Hirschfleisch und Schweinebauch würfeln. Mit Salz, Nelkenpulver und 1 TL Majoranblättchen mischen und alles durch den Fleischwolf treiben.

2 Schalotten und Knoblauchzehe abziehen, fein würfeln und in heißem Fett glasig dünsten. Mit der Fleischmasse mischen und mit Salz, Pfeffer und den restlichen Majoranblättchen würzen.

3 Die Schweinenetze wässern, in sechs Stücke schneiden und auf Klarsichtfolie ausbreiten. Den Fleischteig gleichmäßig auf die Netze verteilen und mit Hilfe der Folie zu runden Burgern formen.

4 Die Burger erst bei großer Hitze in Öl rundherum kurz anbraten und dann bei kleiner Hitze 10 bis 15 Minuten langsam bräunen und fertig garen.

Das filigrane Fettgewebe eines sogenannten Schweinenetzes umschließt die Innereien des Schweins. Beim Garen schmilzt das Fett heraus, der Inhalt bleibt in Form und der Saft beim Braten erhalten. Weil Schweinenetze heutzutage nur selten verlangt werden, muss man sie beim Metzger vorbestellen. Die Hirschburger lassen sich für den Vorrat, fix und fertig ins Schweinenetz gewickelt, gut portionsweise einfrieren. Im Kühlschrank auftauen lassen.

Würziges Wildragout

Für 4 Portionen:

- 20 g getrocknete gemischte Pilze
- 700 g Zwiebeln
- 1 Pastinake
- 1 Möhre
- 1 Stück Sellerieknolle (ca. 150 g)
- 750 g Wildfleisch zum Schmoren (Hirsch, Reh oder Damwild)
- 40 g getrocknete Cranberrys
- Salz, Pfeffer
- 2 Lorbeerblätter
- 4 Pimentkörner
- 2 Gewürznelken
- 1 l Knochenbrühe (s. S. 131)

1 Pilze in 100 ml Wasser einweichen. Zwiebeln abziehen und vierteln. Pastinake schälen und halbieren. Möhre und Sellerie schälen.

2 Das Fleisch würfeln und mit den Cranberrys und dem Gemüse in einen großen Topf geben. Mit Salz und Pfeffer würzen. Lorbeerblätter, Piment und Nelken zufügen.

3 Die Brühe darübergießen und aufkochen. Pilze mit dem Einweichwasser zufügen. Das Ragout im geschlossenen Topf bei kleiner Hitze etwa 2 Stunden schmoren.

4 Möhren, Pastinake und Sellerie aus dem Fond fischen. Das Gemüse mit etwas Fond pürieren und unter Rühren zurück zum Ragout geben. Aufkochen und 5 Minuten ziehen lassen. Mit Salz und Pfeffer nachwürzen.

Wildfleisch – natürlicher geht es nicht!

Das magere Fleisch von Reh, Hirsch, Hase und Co. schmeckt mild und angenehm würzig. Es ist eine wunderbare Alternative zu Produkten aus der Massentierhaltung. Tiefgekühlt wird es rund ums Jahr angeboten, frisch hat es ebenso wie Obst und Gemüse eine Saison. Informationen dazu gibt es beim regionalen Forstamt. Wer bei einer Internet-Suchmaschine »Förster Wild kaufen« eingibt, landet bei einem großen Onlineversand mit einem Riesenangebot an Wildfleisch und -geflügel aus europäischen Forstbeständen. Das Fleisch erreicht den Besteller in der Regel tiefgekühlt innerhalb von einem Tag. Der überwiegende Teil des in Deutschland zerlegten heimischen Wildfleischs stammt aus den Wäldern Mecklenburgs und Brandenburgs. Die EU-Nummer auf der Verpackung des Wildfleischs zeigt an, welcher Betrieb das Wild zerlegt hat. Anhand dieser Nummer und der Chargennummer auf dem Etikett lässt sich die Herkunft bis auf den Jäger, den Tag der Erlegung und den Ort zurückverfolgen.

Lachsforelle aus der Bratfolie

Für 3 Portionen:

1 küchenfertige Lachsforelle (ca. 900 g)
Salz
Pfeffer
3 Schalotten
1 kleines Bund glatte Petersilie
1 EL Thymianblättchen und -blüten
1 Bio-Zitrone
3 EL Walnussöl

1 Die Lachsforelle innen und außen kalt abspülen, trocken tupfen und von innen und außen salzen und pfeffern.

2 Schalotten abziehen und würfeln. Petersilie hacken und mit Thymian und etwas abgeriebener Zitronenschale mischen. Die Forelle mit zwei Dritteln der Kräuter und den Schalottenwürfeln füllen.

3 Den Fisch in eine Bratfolie legen. Mit Zitronensaft und Walnussöl beträufeln. Mit den restlichen Kräutern bestreuen. Die Folie verschließen und oben einschneiden.

4 Im vorgeheizten Backofen bei 200 °C etwa 20 Minuten garen. Folie mit einer Schere so aufschneiden, dass der Garsud nicht herausläuft. Den Fisch herausheben. Die Filets von Haut und Gräten lösen und auf vorgewärmten Tellern anrichten.

5 Den Sud durch ein Sieb über die Forellenfilets gießen und sofort servieren.

Tipp

Dazu schmecken gedünsteter Wirsing- oder Spitzkohl, Kohlrabi oder weiße Rüben. Besonders gut mit Schwarzwurzelgemüse (s. S. 116). Außerdem ein großer Salatteller aus verschiedenen Blattsalaten, Gurke und Champignons mit einem Kräuterdressing für Blattsalate (s. S. 135).

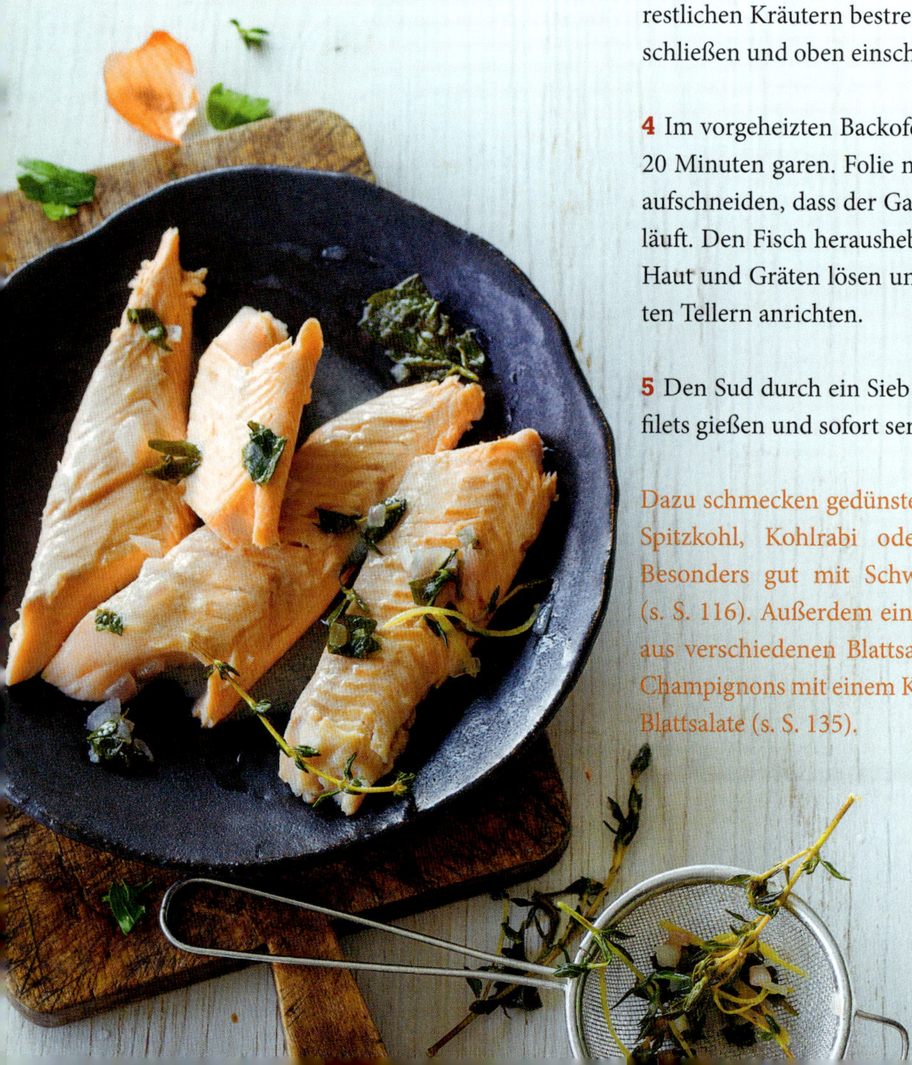

Forellen blau mit Würzbutter

1 Forellen innen und außen kalt abspülen. Dabei darauf achten, dass die Schleimschicht auf der Haut nicht weggewaschen wird. Sie gibt dem Fisch später den blauen Schimmer.

2 Zwiebel abziehen und in Scheiben schneiden. Möhre und Sellerie schälen und fein würfeln. 1 Liter Wasser in einen ovalen Topf füllen, den Essig hineinrühren.

3 Zwiebel und Gemüsewürfel, Lorbeerblatt und Nelke zufügen. Salzen, aufkochen und 5 Minuten ziehen lassen.

4 Forellen in den Sud legen und 8 bis 10 Minuten bei kleinster Hitze ziehen lassen. Die Temperatur ist richtig, wenn winzige Blasen langsam an die Oberfläche steigen. Der Sud soll nicht sprudeln!

5 Die Butter zerlassen. Die Ingwerwurzel schälen und durch die Knoblauchpresse direkt in die Butter drücken. Aufschäumen lassen, mit Salz, abgeriebener Zitronenschale, Kardamom und 1 EL Zitronensaft würzen.

6 Forellen aus dem Sud heben und auf einer vorgewärmten Platte mit der restlichen Zitrone und blühenden Kräutern anrichten. Mit Würzbutter servieren.

Für 2 Portionen:

- 2 große küchenfertige Bach- oder Seeforellen
- 1 Zwiebel, 1 Möhre
- 100 g Sellerieknolle
- 300 ml Essig
- 1 Lorbeerblatt, 1 Nelke, Salz
- 50 g Butter
- 1 Stück Ingwerwurzel (ca. 20 g)
- 1 Bio-Zitrone
- 1 Prise Kardamom
- blühende Kräuter (z. B. Borretsch oder Thymian)

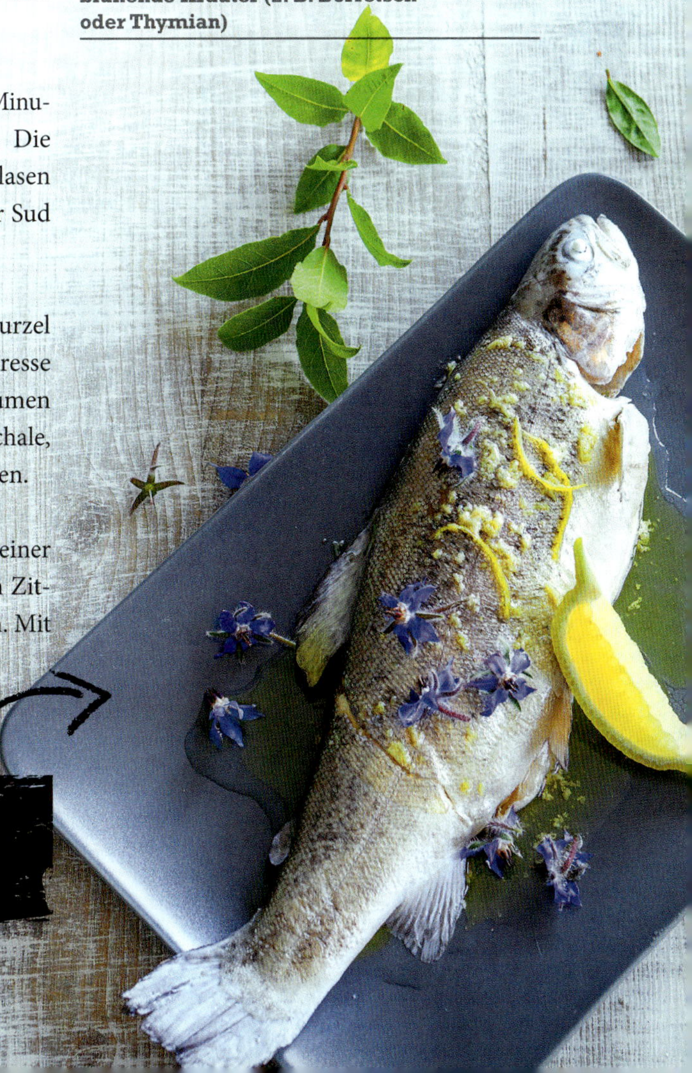

Dazu passen gedünstete Möhren, weiße Rüben oder Spargel. Vorweg einen Salat servieren.

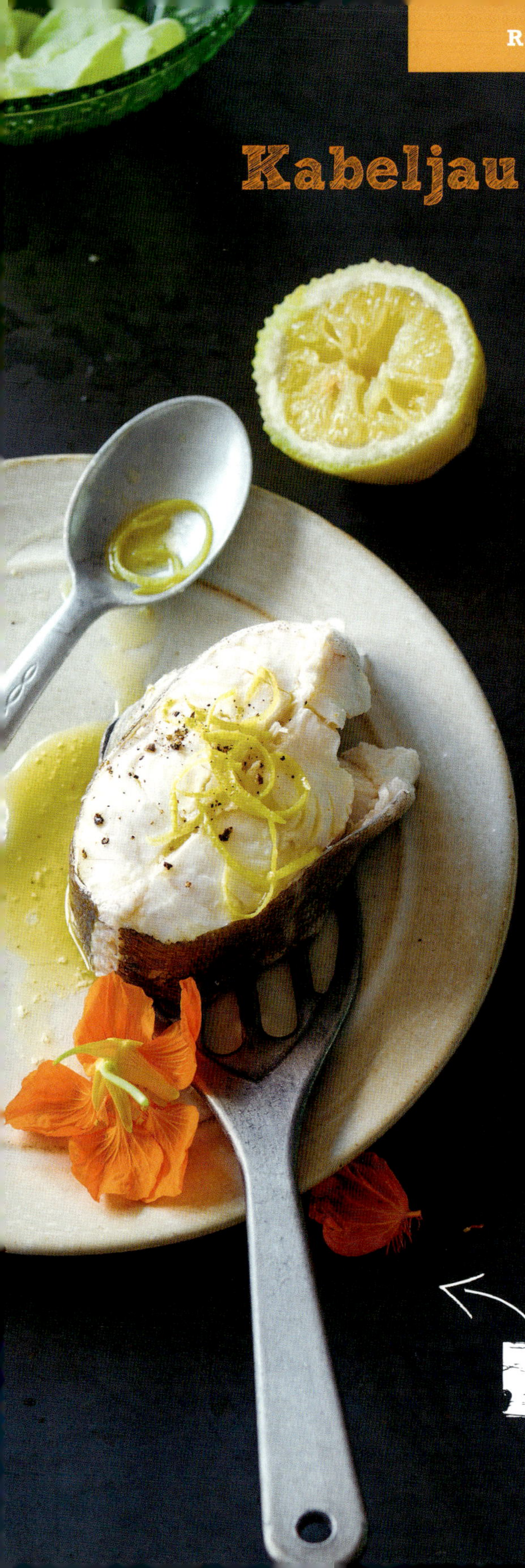

Kabeljau mit Zitronenbutter

Für 4 Portionen:

- **800 g Kabeljau (in 4 dicken Scheiben)**
- **200 g Salz**
- **80 g Butter**
- **1 Bio-Zitrone**
- **4 Kresseblüten zum Garnieren**

1 Den Fisch kalt abspülen. 1 Liter Wasser und das Salz in einen weiten Topf mit dickem Boden geben. Im geschlossenen Topf aufkochen. Die Fischscheiben hineinlegen und 1 Minute kochen. Den Topf wieder schließen, von der Kochstelle nehmen und den Fisch etwa 10 Minuten ziehen lassen.

2 Inzwischen die Butter schmelzen. Mit einem Zestenreißer Streifen von der Zitronenschale abziehen oder die Zitrone hauchdünn schälen und die Schale in feine Streifen schneiden. Zitronenschale und etwas Zitronensaft mit der heißen Butter mischen.

3 Den Fisch aus dem Wasser heben, mit der Zitronenbutter begießen, mit Kresseblüte garnieren und sofort servieren.

Tip

Das stark gesalzene Wasser unterstützt das natürliche Aroma des Fisches und sorgt für seine saftige, aber angenehm feste Beschaffenheit. Ein genial einfaches Rezept.

Dazu schmeckt fast jedes Gemüse und alle Blattsalate.

Rotbarschfilet mit Mandelkruste

Für 2 Portionen:

- 400 g Rotbarsch- oder Seelachsfilet
- Salz, Pfeffer
- 2–3 EL geriebene Mandeln
- 1 Ei (Größe L)
- 1–2 EL Fett zum Braten

1 Den Fisch in Portionsstücke schneiden und mit Salz und Pfeffer würzen. Von beiden Seiten mit geriebenen Mandeln bestreuen und diese etwas festdrücken.

2 Das Ei und 1 EL Wasser mit einer Gabel in einem tiefen Teller verschlagen und die Fischstücke darin wenden.

3 Das Fett in einer beschichteten Pfanne erhitzen und die Fischstücke darin von jeder Seite 3 bis 5 Minuten braten.

Gegrillter Thunfisch mit Rosmarin

Für 2 Portionen:

- 2 Scheiben Thunfischfilet (à ca. 200 g)
- 1 EL Olivenöl
- 1 Limette
- Salz, Pfeffer
- 1 TL frische Rosmarinnadeln

1 Den Grill vorheizen. Die Thunfischscheiben kalt abspülen, trocken tupfen und mit Olivenöl bestreichen.

2 Mit einem Zestenreißer oder einem Sparschäler die Limette hauchdünn schälen und die Schale fein hacken.

3 Die Thunfischscheiben 6 bis 7 Minuten von jeder Seite grillen, anschließend salzen und pfeffern. Die Rosmarinnadeln fein hacken, mit gehackter Limettenschale mischen und die Fischscheiben damit bestreuen. Noch etwas Limettensaft darüberträufeln und sofort servieren.

Gebratene Heringe

Für 2 Personen:

- 1 Bund Schnittlauch
- einige Löwenzahnblätter (ersatzweise Chicorée)
- 200 g Zwiebeln
- 2 Äpfel
- 2 EL Fett zum Braten
- Salz, Pfeffer
- 4 küchenfertige Heringe
- Löwenzahn- oder Schnittlauchblüten zum Garnieren

1 Schnittlauch und Löwenzahnblätter waschen und trocken tupfen. Schnittlauch in feine Röllchen, Löwenzahn in feine Streifen schneiden. Zwiebeln abziehen und in Spalten schneiden. Äpfel waschen, das Kerngehäuse entfernen und das Fruchtfleisch in Spalten schneiden.

2 Einen halben EL Fett in einem Topf erhitzen. Die Zwiebeln darin hell andünsten. 2 EL Wasser zugeben und das Gemüse im geschlossenen Topf bei kleiner Hitze 15 Minuten garen. Die Äpfel zufügen und 5 Minuten weitergaren. Die Kräuter untermischen und das Gemüse mit Salz und Pfeffer würzen.

3 Fische kalt abspülen, trocken tupfen und innen kräftig pfeffern und sparsam salzen.

4 Das restliche Fett in einer großen Pfanne erhitzen. Die Heringe darin von jeder Seite etwa 5 Minuten braten. Von der Kochstelle ziehen und einige Minuten ruhen lassen.

5 Die Fische mit dem Zwiebel-Kräuter-Gemüse anrichten. Mit den abgezupften Blättern der Löwenzahnblüten oder mit ganzen Schnittlauchblüten bestreuen.

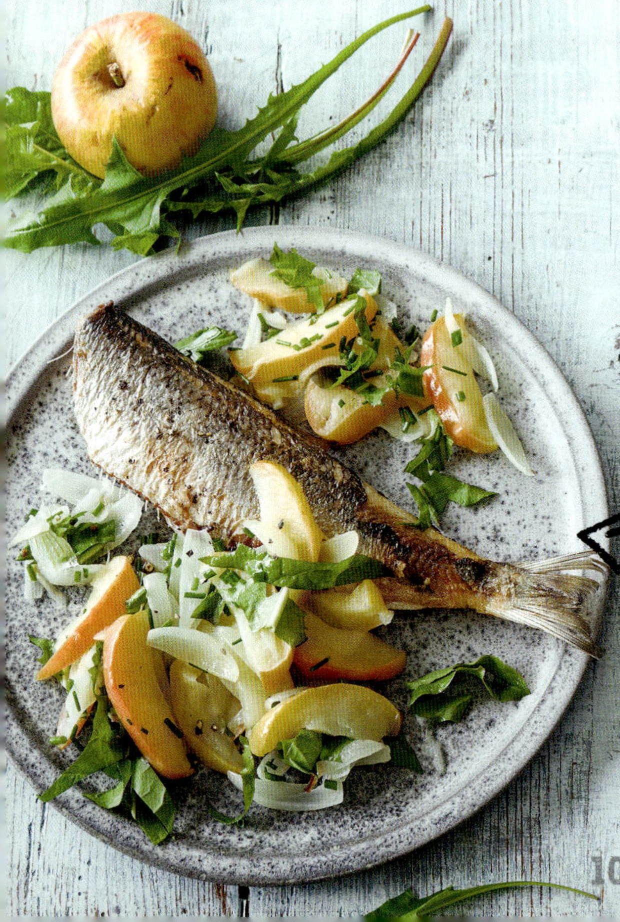

Klar, es geht auch ohne essbare Blüten. Sie sehen aber gut aus und geben vielen Gerichten einen kulinarischen Kick.

Gebackene Sardinen

1 Die Sardinen kalt abspülen, trocken tupfen und mit dem Saft einer Zitrone beträufeln. Knoblauch abziehen und fein hacken.

2 Die zweite Zitrone in dünne Scheiben schneiden und den Boden einer gefetteten ofenfesten Form damit auslegen. Mit Thymianblättchen und gehacktem Knoblauch bestreuen. Die Sardinen darauflegen, mit Salz und Pfeffer würzen.

3 Gemüsebrühe und Olivenöl darübergießen. Die Fische mit Mandelblättchen bestreuen und im vorgeheizten Backofen bei 200 °C etwa 30 Minuten garen. Falls nötig, zwischendurch noch etwas Wasser nachgießen. Die Fische mit Schnittlauchröllchen bestreuen und in der Form servieren.

Für 2 Portionen:

- 400 g küchenfertige Sardinen (frisch oder tiefgekühlt)
- 2 Bio-Zitronen
- 1 Knoblauchzehe
- Fett für die Form
- 2 TL frische Thymianblätter
- Salz, Pfeffer
- 200 ml Gemüsebrühe (s. S. 132)
- 1 EL Olivenöl
- 2 EL Mandelblättchen
- 1 Bund Schnittlauch

Tipp

Dazu schmecken alle Salate, aber auch gedünsteter Wirsing oder gebackener Kürbis vom Blech (s. S. 115).

Kleine Fische mit viel Omega-3-Fettsäuren

Wer eine unbelastete Eiweißquelle mit einer dicken Portion Omega-3-Fettsäuren sucht, kauft anstelle von großen besser kleine Fische. Der Grund: Umweltgifte sammeln sich vor allem in Raubfischen an, die andere Fische fressen und somit am Ende der Nahrungskette stehen. Die Belastung ist umso höher, je älter und größer ein Fisch ist. Kleine Fische wie Sardinen, Heringe oder Makrelen sind also günstiger. Außerdem enthalten sie reichlich aus dem Plankton des Meeres stammende Omega-3-Fettsäuren. Diese Fettbausteine lassen das Blut leichter fließen und machen die Blutplättchen so flexibel, dass sie sich durch kleinste Gefäße hindurchschlängeln können. Unentbehrlich sind Omega-3-Fettsäuren auch als Baustoff für Zellen und Hormone, für die Funktion von Nerven, Muskeln und Augen. Der Fettgehalt schwankt je nach Fangsaison. So können Heringe zwischen 4 und 19 Prozent Fett enthalten, Makrelen zwischen 5 und 20 Prozent. Neben den sonst oft knappen Omega-3-Fettsäuren enthalten kleine fette Seefische auch reichlich Vitamine A und D sowie B-Vitamine.

Dorsch aus dem Backofen

Für 2 Portionen:

- **1 küchenfertiger Dorsch, Kabeljau oder Seeteufel (ca. 800 g)**
- **Salz, Pfeffer**
- **1 Bio-Zitrone**
- **1 Salatgurke**
- **500 g Kirschtomaten**
- **2 EL Olivenöl oder angewärmtes Kokosöl**
- **1 EL Kapern**
- **2 Stiele Basilikum**

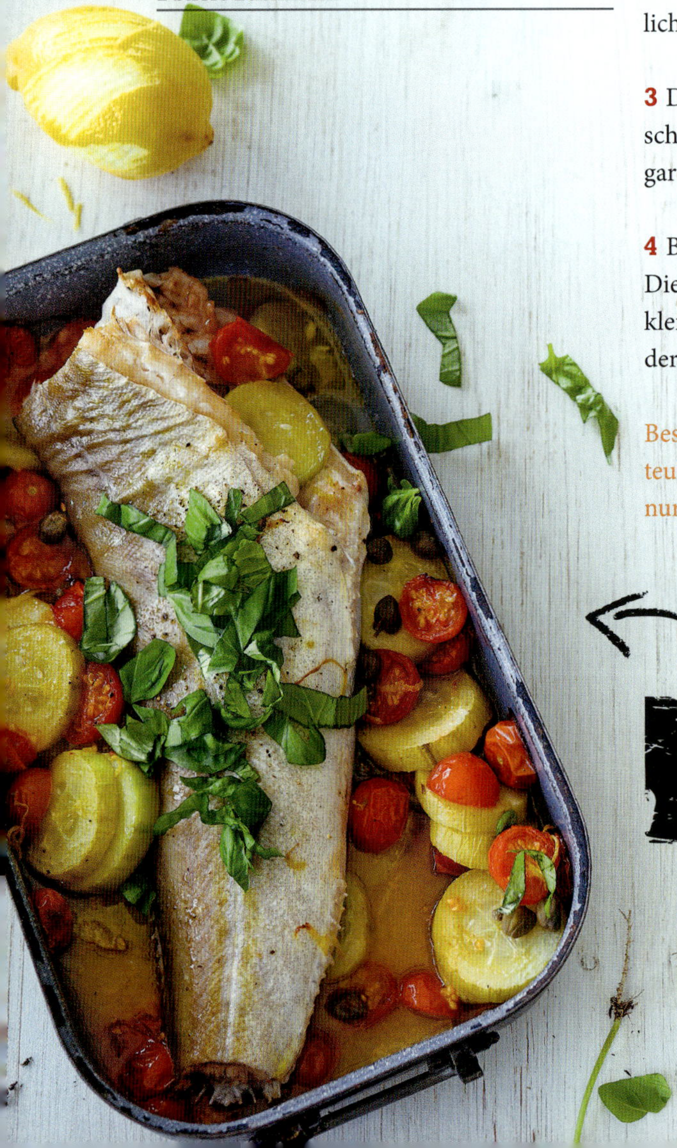

1 Den Fisch kalt abspülen. Innen salzen, pfeffern und mit Zitronensaft beträufeln. Die Gurke schälen und in Scheiben schneiden. Die Tomaten halbieren.

2 Eine ofenfeste Form mit etwas Öl ausstreichen, Gurkenscheiben und Tomaten hineingeben, mit abgeriebener Zitronenschale und Kapern bestreuen und mit Salz und Pfeffer würzen. Den Fisch darauflegen und das restliche Öl darüberträufeln.

3 Den Fisch in den vorgeheizten Backofen schieben und bei 220 °C etwa 25 Minuten garen.

4 Basilikum waschen und trocken schütteln. Die Basilikumblätter abzupfen und grob zerkleinern. Den Fisch damit bestreuen und in der Form servieren.

Besonders edel wird dieses Gericht mit Seeteufel. Er hat festes, aromatisches Fleisch und nur eine große Mittelgräte.

Zur Abwechslung andere frische Kräuter wie Thymian, Koriander oder Dill verwenden.

Makrelen auf Chinakohl

1 Makrelen kalt abspülen und trocken tupfen. Gemüsebrühe mit Essig in einer großen tiefen Pfanne zum Kochen bringen. Die Fische hineingeben und zugedeckt etwa 15 Minuten dünsten. Dabei einmal wenden.

2 Inzwischen den Chinakohl putzen, in feine Streifen schneiden und in einem Topf in heißem Sesamöl andünsten. Mandelmus und etwa 3 EL von der Fischflüssigkeit einrühren, mit Salz und Pfeffer würzen, 3 bis 5 Minuten im geschlossenen Topf schmoren.

3 Die Makrelen auf das Gemüse legen und mit Koriander oder Minze und blühenden Kräutern bestreut servieren.

Für 2 Portionen:

- 2 küchenfertige Makrelen (à 375 g)
- 250 ml Gemüsebrühe (s. S. 132)
- 2 EL Essig
- 500 g Chinakohl
- 2 EL Sesamöl
- 1 EL Mandelmus
- Salz, Pfeffer
- 1 EL gehacktes Koriandergrün oder Minze
- blühende Kräuter (z. B. Borretsch oder Thymian)

ipp

Gegarte Fische lassen sich leicht in Filets zerlegen. Am besten die Haut an der Rückengräte und am Bauch entlang einschlitzen und vorsichtig abziehen. Mit dem Messer an der Mittellinie des offen liegenden Filets so entlangfahren, dass sich zwei Filethälften ergeben. Erst den oberen dickeren Teil von der Gräte lösen, dann den unteren. Die Mittelgräte mitsamt der Schwanzflosse entfernen.

Eine frische Makrele schmeckt nicht nur im Ganzen pochiert, sondern auch geräuchert und als Filet lauwarm auf Gemüse serviert.

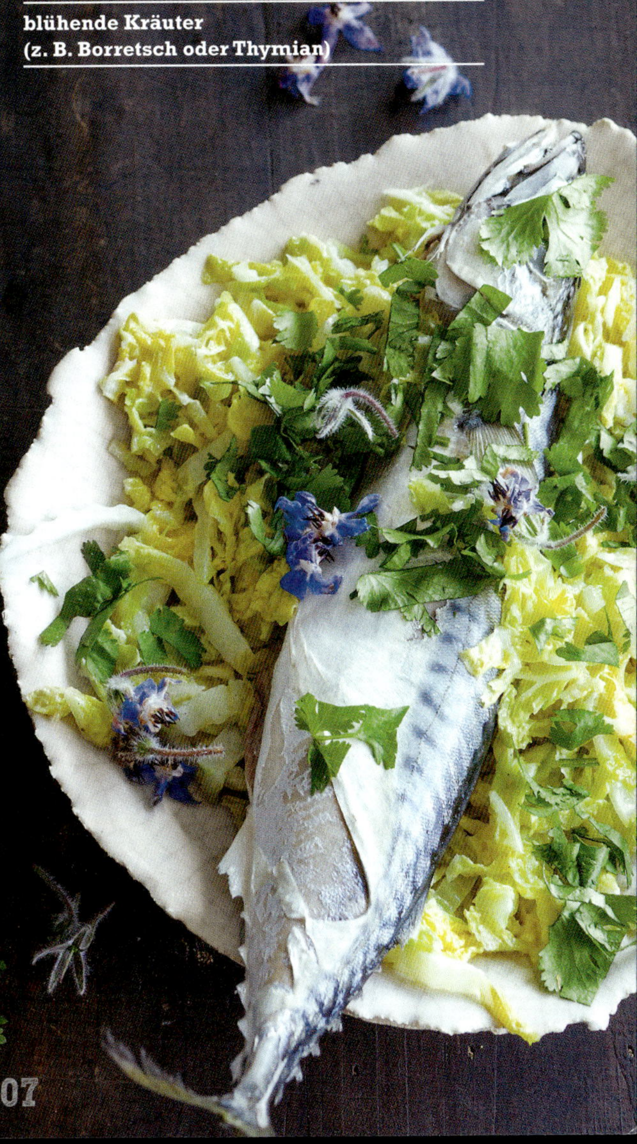

Scallops mit gebratenem Spargel

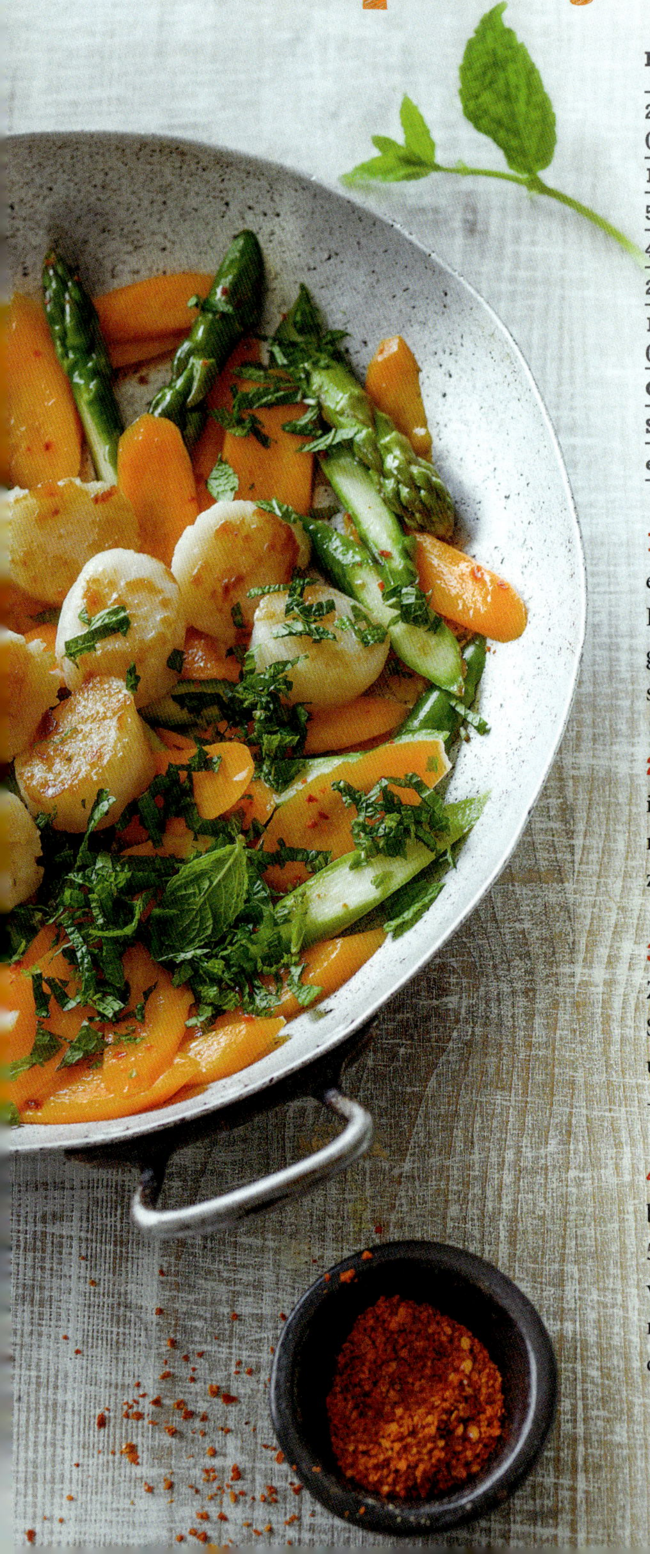

Für 2 Portionen:

200 g Tiefseescallops (Wildfang, tiefgekühlt)
1 Knoblauchzehe
500 g grüner Spargel
400 g Möhren
2 EL Fett zum Braten
1 TL Fenchelblüten oder Fenchelpollen (ersatzweise zerstoßener Fenchelsamen)
Chiliflocken
Salz
einige Minzeblätter oder Petersilie

1 Die Scallops (Muscheln) im Kühlschrank etwas antauen lassen und kalt abspülen. Knoblauch abziehen und fein hacken. Spargel waschen, im unteren Drittel schälen und schräg in Scheiben schneiden.

2 Möhren ebenfalls schälen und schräg in dünnere Scheiben schneiden, damit sie nahezu in der gleichen Zeit garen wie der zartere Spargel.

3 Das Fett in einer großen Pfanne erhitzen. Zuerst die Möhren darin 2 Minuten garen, Spargelscheiben und Knoblauch zufügen und kurz anbraten. Mit Fenchelblüten oder -pollen, Chiliflocken und Salz würzen.

4 Das Gemüse in der Pfanne zur Seite schieben und die Muscheln in die Mitte geben. 5 bis 6 Minuten goldbraun braten. Die Pfanne von der Kochplatte ziehen und 2 Minuten ruhen lassen. Salzen und mit gehackter Minze oder Petersilie bestreut servieren.

Meeresfrüchtesalat mit Fenchel

Für 2 Portionen:

- 2 Zwiebeln
- 1–2 Knoblauchzehen
- 2 EL Olivenöl
- 125 ml Knochenbrühe (s. S. 131)
- 250 g tiefgekühlte Meeresfrüchte
- 2 Fenchelknollen mit Grün
- 1 Möhre
- 1–2 TL Zitronensaft
- 1/4 TL Honig
- Salz, Pfeffer

1 Zwiebeln und Knoblauchzehen abziehen, würfeln und in einem Topf in heißem Olivenöl glasig dünsten. Die Knochenbrühe dazugießen und aufkochen.

2 Tiefgekühlte Meeresfrüchte zugeben, die Kochplatte ausschalten und den Topf zugedeckt darauf stehen lassen.

3 Fenchelknollen putzen und in Scheiben hobeln. Möhre schälen und raspeln. Das Gemüse auf einer Platte anrichten. Die abgekühlten Meeresfrüchte mit Zitronensaft, Honig, Salz und Pfeffer kräftig abschmecken und mit Fenchelgrün auf dem Salat anrichten.

Jakobsmuscheln auf Rucola

Für 2 Portionen:

- 50 g Rucola
- 1 Knoblauchzehe
- 2 Schalotten
- 6 Jakobsmuscheln
- 1 Limette
- Salz, Pfeffer
- 10 g Butterschmalz
- 1 EL Olivenöl

1 Rucola waschen, trocken tupfen und auf zwei Tellern ausbreiten. Knoblauchzehe und Schalotten abziehen und fein würfeln. Das Muschelfleisch abspülen und trocken tupfen. Mit etwas abgeriebener Limettenschale, Limettensaft, Salz und Pfeffer würzen.

2 Butterschmalz und Olivenöl in einer Pfanne erhitzen. Das Muschelfleisch darin rundherum kurz und kräftig anbraten. Knoblauch und Schalotten zugeben.

3 Zugedeckt bei kleiner Hitze 2 bis 3 Minuten schmoren. Auf den Rucolablättern anrichten.

Wirsing mit Kokosmus

Für 3 Portionen:

- **1 Wirsingkohl (ca. 1 kg)**
- **Salz**
- **2 EL Kokosmus oder Kokoscreme**
- **Salz, Pfeffer**
- **Chiliflocken**
- **2 EL Kokosraspel**

1 Wirsing putzen, waschen und in grobe Streifen oder Rauten schneiden. Das Gemüse in kochendes Salzwasser geben und einmal aufwallen lassen. Wirsing in ein Sieb abgießen, kurz in eiskaltes Wasser tauchen und abtropfen lassen.

2 Kokosmus oder Kokoscreme in einem großen Topf erwärmen, das Gemüse zufügen und durchmischen. Mit Salz, Pfeffer und Chiliflocken würzen.

3 Die Koskosraspel in einer trockenen Pfanne rösten, bis sie leicht gebräunt sind und zu duften beginnen. Heiß über das Gemüse streuen.

Für Kokosmus werden sämtliche Bestandteile der Kokosnuss zu einer geschmeidigen Creme vermahlen. So bleiben nicht nur die wertvollen Inhaltsstoffe, sondern auch der zarte Kokosgeschmack erhalten.

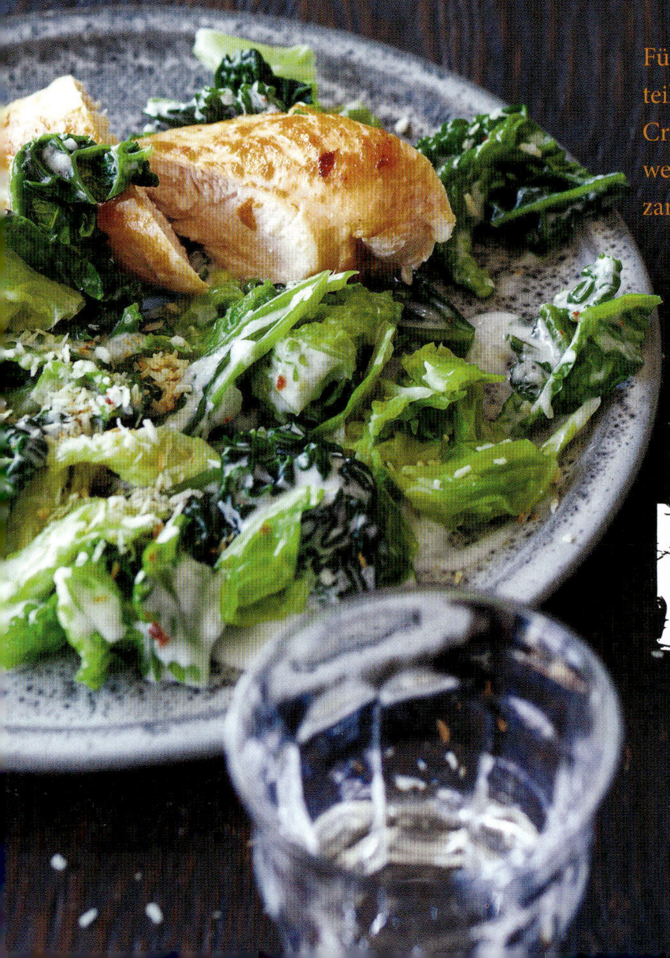

Wirsing schmeckt als vegetarisches Hauptgericht oder auch als Beilage zu magerem Fleisch.

Geschmorter Rotkohl

1 Vom Kohl die äußeren Blätter und den Strunk entfernen. Das Gemüse mit einem scharfen Messer oder auf einem Krauthobel in feine Streifen schneiden. Mit Salz bestreuen und mit Rotweinessig begießen. Alles mischen und 2 Stunden stehen lassen.

2 Die Äpfel schälen, das Kerngehäuse entfernen, das Fruchtfleisch reiben. Zwiebel abziehen und würfeln. Schmalz in einem Topf zerlassen. Zwiebel, Apfel und Honig darin andünsten. Den Rotkohl mit der Flüssigkeit zufügen und kurz anschmoren.

3 Knochenbrühe, Cranberrys, Nelken, Lorbeerblätter und Zimtstange ebenfalls zufügen und alles gut verrühren. Bei mittlerer Hitze 30 Minuten im geschlossenen Topf garen.

4 Zimtstange, Nelken und Lorbeerblätter entfernen. Den Rotkohl mit Salz und Pfeffer abschmecken und anrichten.

Für 3 Portionen:

- 1 kg Rotkohl
- Salz
- 100 ml Rotweinessig
- 2 säuerliche Äpfel
- 1 Zwiebel
- 1–2 EL Gänse- oder Schweineschmalz
- 1 TL Honig
- 250 ml Knochenbrühe (s. S. 131)
- 1 EL getrocknete Cranberrys
- 1–2 Nelken
- 2 Lorbeerblätter
- 1/2 Zimtstange
- Pfeffer

Tipp

Geschmorter Rotkohl ist eine klassische Beilage zu Schweinebraten mit knuspriger Schwarte (s. Krustenbraten S. 94).

Duftende Vielfalt: Gemüse würzen

Eine Prise hier, ein Löffelchen da: Was zählt, ist der köstliche kleine Unterschied, die Chance, ein Gemüsegericht immer wieder mit einem neuen Gewürz zu verwandeln. Es lohnt sich daher, ein gut bestücktes Gewürzregal zu pflegen. Am besten gelingt das mit unverfälschten hochwertigen Einzelgewürzen. Ihr Duft und Geschmack stammt aus einer Vielzahl von leicht flüchtigen natürlichen Ölen, sie können aus Hunderten von Einzelsubstanzen bestehen. Erst ihr Zusammenspiel betört unsere Sinne. Wer fertige Gewürzmischungen liebt, sollte das Etikett genau lesen. Denn billiges Currypulver wird zum Beispiel gern mit Reis- oder Kichererbsenmehl gestreckt. Wichtig: Auch Gewürzzubereitungen sind nicht unbedingt paleo, sie können alle möglichen Zusätze enthalten. Also stets die Zutatenliste prüfen.

Duftende Steckrüben

Für 3 Portionen:

- 1 kg Steckrüben
- 2–3 Schalotten
- 2 EL Schweine- oder Gänseschmalz
- 1 EL Honig
- 1/2 Bio-Zitrone
- 1 TL gemahlene Vanille
- 1 Prise gemahlene Nelken
- 125 ml Knochenbrühe (s. S. 131)
- Salz, Pfeffer
- 1 Bund glatte Petersilie (ersatzweise Schnittlauch)

1 Steckrüben schälen, waschen und in etwa 2 cm große Würfel schneiden. Die Schalotten abziehen und würfeln.

2 Schmalz in einem Topf erhitzen, Schalottenwürfel darin glasig dünsten. Honig, abgeriebene Zitronenschale, Vanille, Nelkenpulver und Steckrübenwürfel zufügen, kurz andünsten und die Knochenbrühe zugießen.

3 Die Steckrüben im geschlossenen Topf 20 bis 25 Minuten bei kleiner Hitze garen. Das Gemüse sollte noch etwas Biss haben.

4 Zum Schluss das Gemüse mit Salz, Pfeffer und Zitronensaft kräftig abschmecken. Mit gehackter Petersilie bestreut servieren.

Steckrüben sind schnell geputzt, gesund, preiswert und sie schmecken mindestens so gut wie manches exotische Gemüse. Vor allem, wenn sie wie hier mit Vanille, Nelken und Zitronenschale raffiniert gewürzt sind.

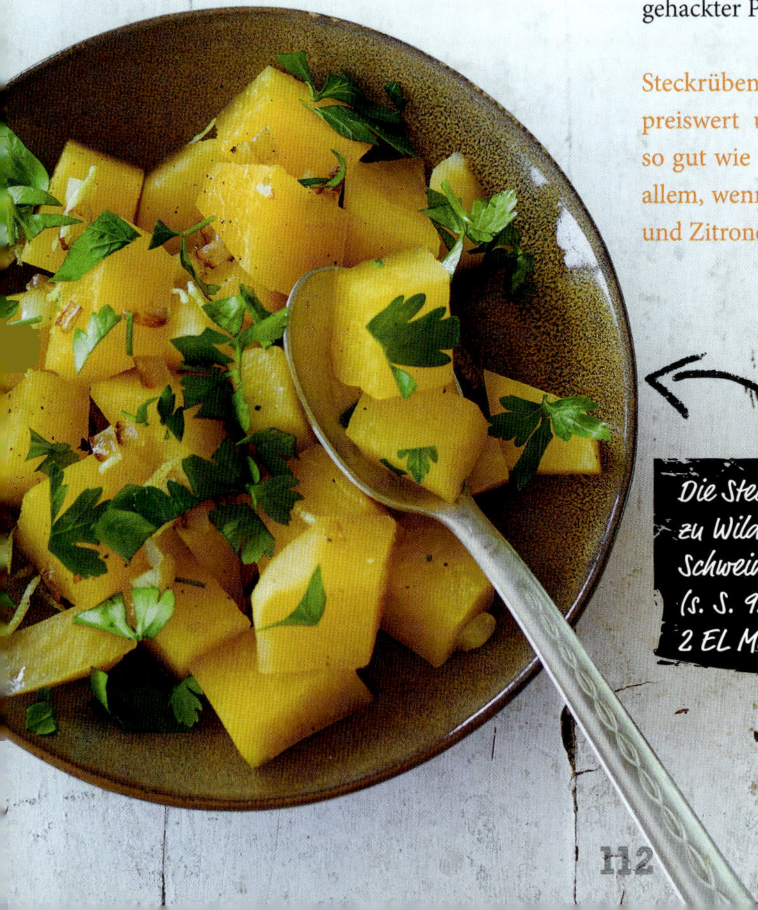

Die Steckrüben passen als Beilage zu Wildragout (s. S. 99) und zu Schweinerücken aus dem Backofen (s. S. 92). Für ein Hauptgericht mit 2 EL Mandelmus abrunden.

Gedünstetes Wurzelgemüse

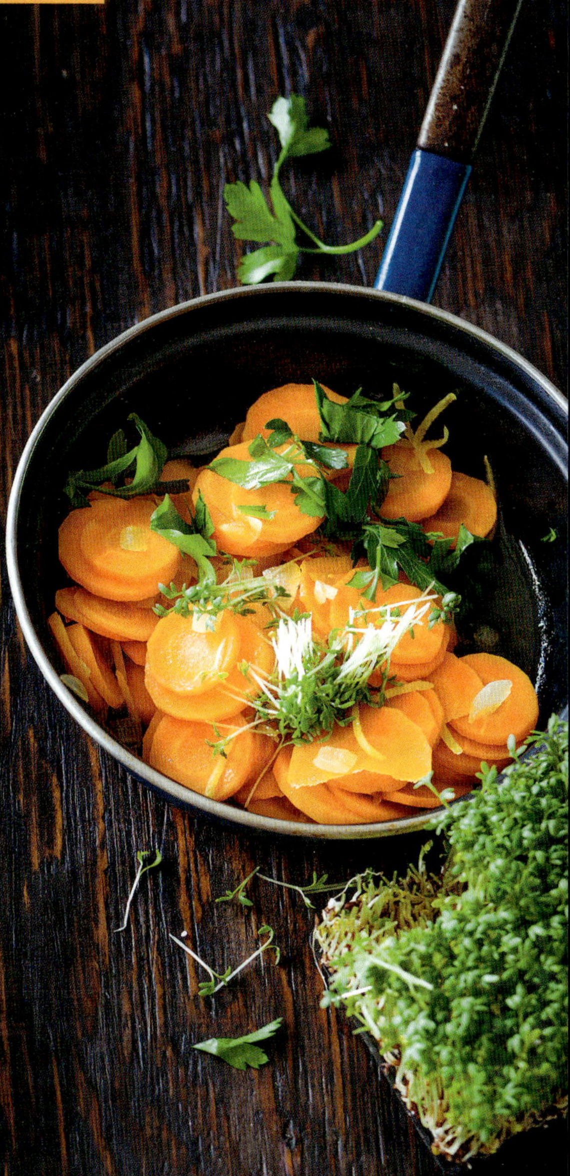

Für 4 Portionen:

1,2 kg Wurzelgemüse (z. B. Möhren, Petersilienwurzeln oder Rettiche)

3 Zwiebeln

1 EL Fett zum Braten

1 TL abgeriebene Zitronenschale

Salz

Pfeffer

250 ml Knochen- oder Gemüsebrühe (s. S. 131 oder 132)

2 EL gehackte frische Kräuter (z. B. Petersilie, Liebstöckel, Kresse, Zitronenmelisse und Bohnenkraut)

1 Das Wurzelgemüse schälen, waschen und in dünne Scheiben schneiden. Die Zwiebeln abziehen und würfeln.

2 Fett in einem Topf erhitzen, die Zwiebelwürfel hineingeben und glasig andünsten. Gemüsescheiben und Zitronenschale dazugeben. Im geschlossenen Topf bei mittlerer Hitze in etwa 5 Minuten bissfest dünsten.

3 Sparsam salzen und pfeffern und die Brühe zugießen. Das Gemüse im geschlossenen Topf weitere 10 bis 15 Minuten bei mittlerer Hitze dünsten. Mit frischen gehackten Kräutern bestreut servieren.

Nach diesem Rezept können Sie auch viele andere Gemüsesorten wie zum Beispiel Kohlrabi, Blumenkohl, Brokkoli, Sellerie, Kürbis, grüne Bohnen, Steckrüben, Paprikaschoten oder Fenchel garen. Wichtig ist dabei, die richtige Garzeit abzupassen. Als Faustregel gillt: Je knackiger das Gemüse bleibt, desto weniger Inhaltsstoffe gehen verloren.

Eine sättigende Hauptmahlzeit wird aus diesen Gemüsegerichten, wenn man die Garflüssigkeit kurz vor dem Servieren mit einem Löffel Nussmus bindet oder knusprig ausgebratene Speckwürfel darübergibt.

Selleriegemüse

Für 2 Portionen:

- **600 g Sellerieknolle**
- **1 EL Fett zum Braten**
- **100 ml Knochenbrühe (s. S. 131)**
- **Salz, Pfeffer**
- **200 g Tomaten**
- **2 EL Liebstöckelblätter oder glatte Petersilie**

1 Sellerie schälen, waschen und würfeln. Fett in einem Topf zerlassen, Selleriewürfel hineingeben und ohne Bräunung andünsten.

2 Das Selleriegemüse mit Knochenbrühe ablöschen, mit Salz und Pfeffer würzen. Gemüse im geschlossenen Topf bei kleiner Hitze etwa 12 Minuten garen.

3 Tomaten waschen, trocken tupfen und würfeln. Tomatenwürfel auf das Selleriegemüse geben und kurz miterhitzen. Zum Servieren mit Liebstöckelblättern bestreuen.

Tip

Junge Sellerieknollen sind für dieses Gemüsegericht ideal. Sie kommen im Sommer auf den Markt, sind saftiger und schmecken milder als die späten Riesenknollen. Reste vom Selleriegemüse am nächsten Tag mit Essig und etwas Walnussöl vermischt als Salat servieren. Oder zusammen mit einem Schuss Mandelmilch pürieren und als Sauce zu Fisch oder Geflügel reichen.

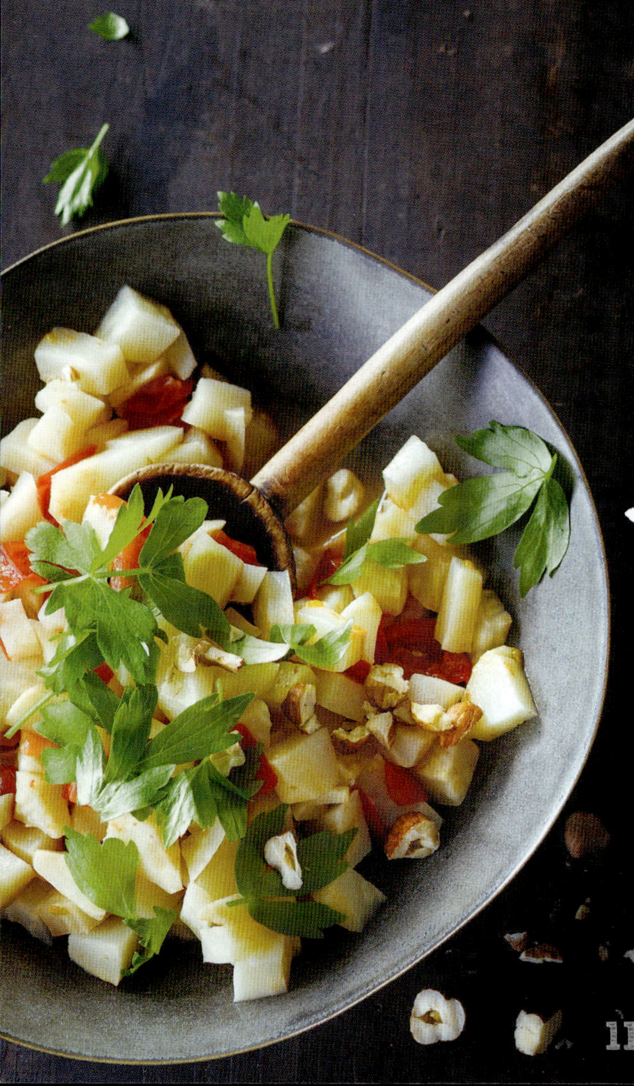

Selleriegemüse schmeckt gut zu gedünstetem Fisch und zu Shrimps. Oder einfach 2 EL gehackte knusprige Haselnusskerne auf das Gemüse geben und als Hauptgericht essen.

Petersilienwurzel-Curry

Für 3 Portionen:

800 g Petersilienwurzeln
1 EL Kokosfett
1–2 EL Currypulver (mild oder scharf)
150 ml Knochenbrühe (s. S. 131)
1–2 EL Mandelmus
Salz
1 EL Pepitas (s. S. 137)

1 Petersilienwurzeln dünn schälen, waschen und in Streifen oder Scheiben schneiden.

2 Kokosfett in einem Topf erhitzen, die Petersilienwurzeln darin kurz andünsten und mit Curry bestreuen. Knochenbrühe und Mandelmus zufügen und 10 bis 12 Minuten bei kleiner Hitze garen. Salzen. Zum Servieren mit gehackten Pepitas bestreuen.

Tipp

Petersilienwurzeln schmecken gut als vegetarisches Hauptgericht oder auch als Beilage zu würzigem Wildragout (s. S. 99).

Kürbis und Pastinaken
vom Blech

Für 3 Portionen:

1 kg Hokkaidokürbis und Pastinaken
Salz
1 Zweig Rosmarin
1–2 Knoblauchzehen
2 EL Olivenöl

1 Kürbis waschen, zerteilen, entkernen und in Spalten schneiden. Pastinaken schälen und längs halbieren. Gemüse auf ein mit Backpapier belegtes Blech legen und salzen.

2 Die Rosmarinnadeln abstreifen und fein hacken. Knoblauch abziehen und zerdrücken. Beides zum Öl geben, verrühren und die Kürbisspalten damit einstreichen.

3 Das Gemüse im vorgeheizten Backofen bei 200 °C 20 bis 25 Minuten backen.

Tipp

Kürbis und Pastinaken schmecken als gehaltvolle Beilage zu allen saftigen Gemüsegerichten, zu Fisch und zu Geflügel.

Schwarzwurzeln
mit Birnen und Zwiebeln

Für 3 Portionen:

Salz
1 Zitrone
800 g Schwarzwurzeln
1 feste, nicht zu reife Birne
2 Zwiebeln
30 g Fett zum Braten
250 ml Knochenbrühe (s. S. 131)
Pfeffer
Zitronenthymian oder anderer Thymian, auch mit Blüten (ersatzweise Petersilie)

1 Einen Topf mit Salzwasser zum Kochen bringen. Die Zitrone auspressen, den Saft zufügen. Den Topf von der Herdplatte ziehen.

2 Schwarzwurzeln unter kaltem Wasser bürsten und mit einem Sparschäler schälen. Schwarzwurzeln in mundgerechte Stücke schneiden und sofort ins noch heiße Zitronenwasser geben.

3 Wenn alle Wurzeln geschält sind, das Gemüse 15 bis 20 Minuten im Zitronenwasser bei mittlerer Hitze kochen, herausheben und auf einem Sieb abtropfen lassen.

4 Birne schälen, das Kerngehäuse entfernen und das Fruchtfleisch würfeln. Zwiebeln abziehen und in Ringe schneiden. Das Fett in einem Topf erhitzen, Birnenwürfel und Zwiebelringe hineingeben und bei kleiner Hitze weich dünsten.

5 Die Knochenbrühe dazugießen, einmal aufkochen und mit dem Pürierstab fein zerkleinern. Dabei nach und nach einige Schwarzwurzelstücke zufügen und aufmixen, bis eine helle cremige Sauce entstanden ist. Mit Salz und Pfeffer würzen.

6 Die restlichen Schwarzwurzeln in die Sauce geben und kurz erwärmen. Vor dem Servieren mit Thymianblättchen und eventuell Thymianblüten garnieren.

Ti

Schwarzwurzeln schmecken gut als Beilage zu gebratenem Geflügelfleisch. Als Hauptgericht mit gerösteten Kürbiskernen oder mit gehackten Haselnüssen bestreuen. Für das Schälen am besten Einweghandschuhe anziehen. Die Wurzeln enthalten einen klebrigen Milchsaft, der die Hände verfärbt.

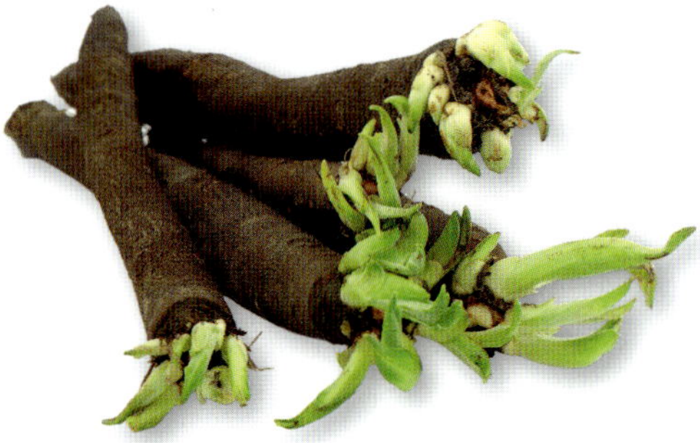

Weiße Rüben mit Liebstöckel

Für 3 Portionen:

- 750 g weiße Rüben (Mairüben, Navet oder Herbstrüben)
- 1 Zwiebel
- 1 Stück Ingwerwurzel (ca. 20 g)
- 1 Apfel
- 2 EL Fett zum Braten
- 300 ml Knochenbrühe (s. S. 131)
- 1 TL Honig
- Salz, Pfeffer
- 2 EL frische Liebstöckelblätter

1 Die Rüben schälen und in Scheiben oder Streifen schneiden. Zwiebel abziehen und würfeln. Ingwer schälen und würfeln. Den Apfel schälen, das Kerngehäuse entfernen und das Fruchtfleisch ebenfalls würfeln.

2 Fett in einem Topf erhitzen. Zwiebel-, Ingwer und Apfelwürfel darin andünsten. Die Rüben zufügen.

3 Die Knochenbrühe dazugießen und alles im geschlossenen Topf so lange dünsten, bis die Rüben gar sind. Das dauert je nach Rübensorte 5 bis 15 Minuten. Das Gemüse mit Honig, Salz und Pfeffer abschmecken.

4 Die Rüben in ein Sieb abgießen, dabei die Kochflüssigkeit für die Sauce auffangen. Die Flüssigkeit mit 2 bis 3 EL vom Gemüse im Mixer oder mit dem Pürierstab aufmixen. Die entstandene Sauce mit den Rüben vermischen. Liebstöckelblätter fein hacken und unterrühren.

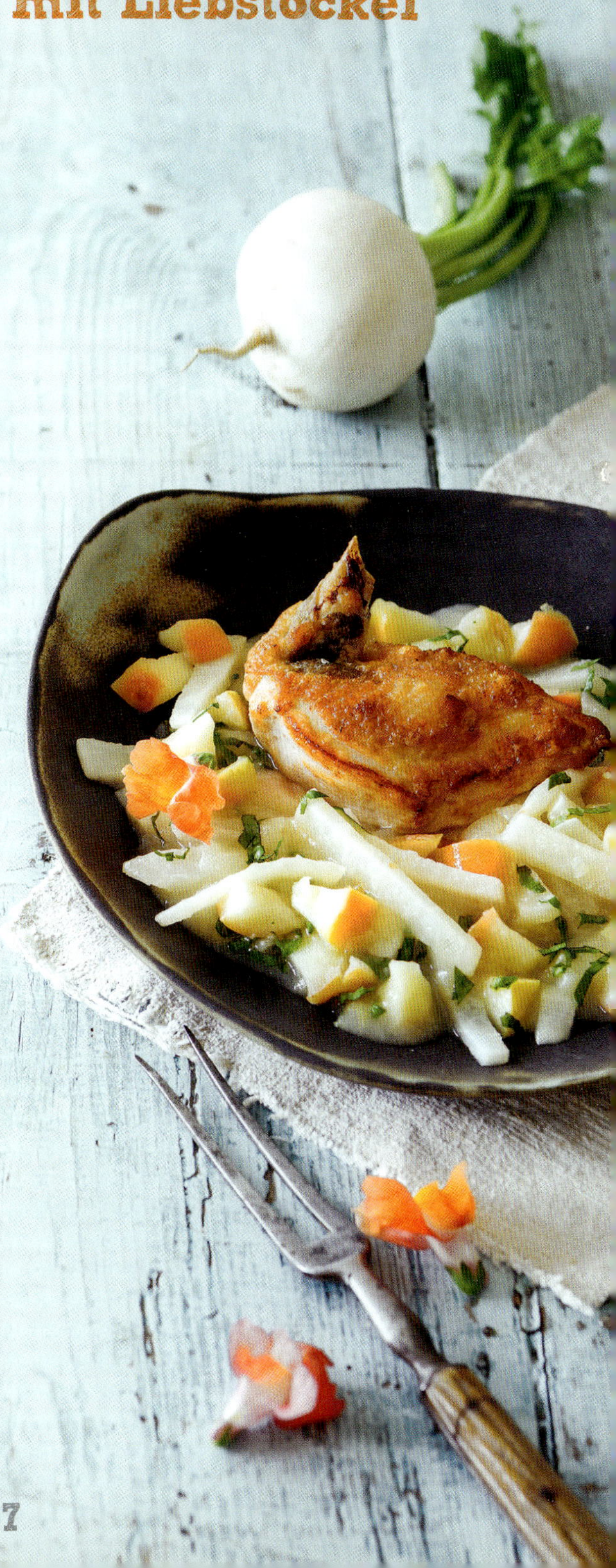

Blattspinat
mit Knoblauch und Zwiebeln

Für 2 Portionen:

600 g Blattspinat
1 Knoblauchzehe
1 Zwiebel
2 EL Fett zum Braten
Salz
Pfeffer
Muskat oder Kreuzkümmel

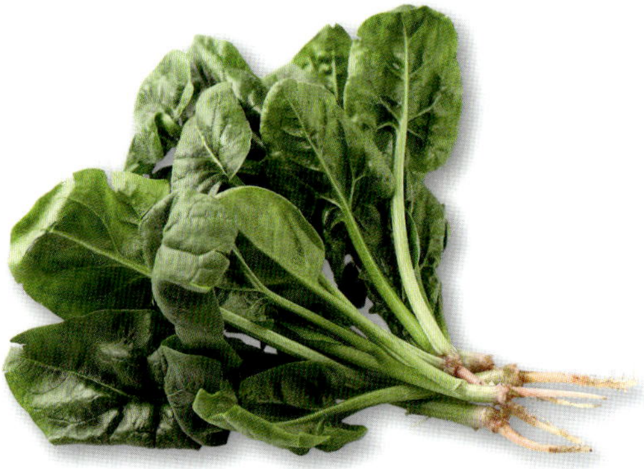

Zum Spinat passt saftiger Schweinerücken (s. S. 92), Lammcurry (s. S. 91) oder Perlhuhn. Schmeckt aber auch lecker mit Rührei.

1 Blattspinat verlesen, lange Stiele und unansehnliche Blätter entfernen. Die Blätter waschen, bis das Wasser klar bleibt. Gut abtropfen lassen.

2 Knoblauchzehe und Zwiebel abziehen und fein würfeln. Das Fett in einem großen Topf zerlassen. Die Knoblauch- und Zwiebelwürfel darin glasig dünsten.

3 Den Spinat zufügen und im geschlossenen Topf bei großer Hitze 1 bis 2 Minuten dünsten. Dabei den Topf ab und an schwenken, damit alle Blätter gleichmäßig garen.

4 Den fertig gegarten Spinat mit Salz, Pfeffer und Muskat oder Kreuzkümmel würzen und sofort servieren.

Tipp

Das Waschen und Verlesen der einzelnen Blätter braucht etwas Zeit. Gekocht ist Blattspinat aber dann blitzschnell. Jede Minute zählt, denn die zarten Blätter verlieren schon nach kurzer Zeit an Farbe und Geschmack. Also: Spinat erst in den Topf geben, wenn bereits alles andere fertig ist.

Buntes Gurkengemüse
mit Mandelmus

Für 3 Portionen:

- **1 kg Freilandgurken**
- **1 Möhre**
- **1 Zucchini**
- **2 Schalotten**
- **2 EL Butter**
- **50 ml Knochenbrühe (s. S. 131)**
- **Salz, Pfeffer**
- **1 kleine Zitrone**
- **1 EL Mandelmus**
- **1/2 Bund Dill**
- **Zucchini- oder Gurkenblüten, falls zu haben**

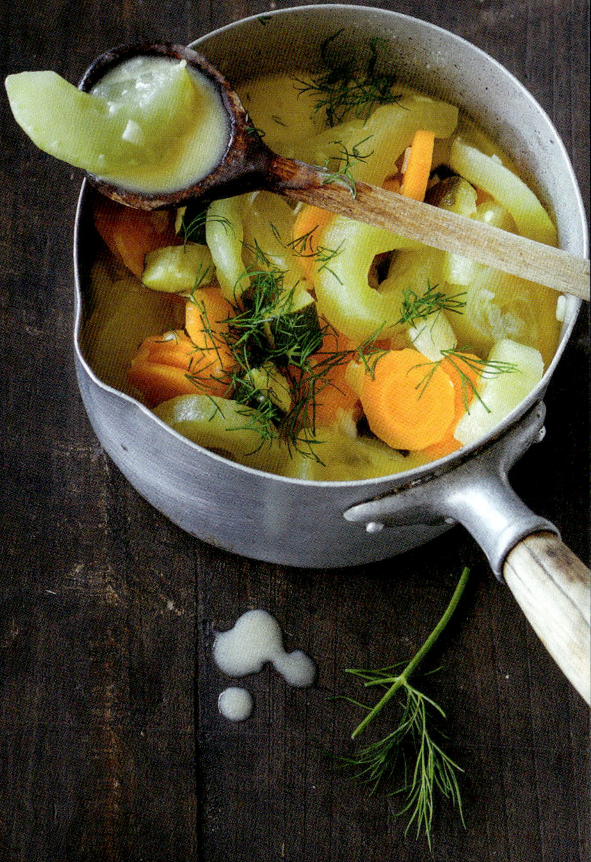

1 Die Gurken schälen, der Länge nach halbieren und mit einem Löffel die Kerne entfernen. Gurkenhälften in gleichmäßige Streifen oder Rauten schneiden.

2 Die Möhre schälen und in Scheiben schneiden, Zucchini und Schalotten würfeln. Möhren- und Schalottenwürfel in heißer Butter andünsten. Knochenbrühe zugießen und alles 2 bis 3 Minuten garen.

3 Gurkenstücke und Zucchiniwürfel zum übrigen Gemüse in den Topf geben. Mit Salz, Pfeffer und Zitronensaft würzen. Im geschlossenen Topf weitere 3 bis 4 Minuten garen.

4 Mandelmus und fein geschnittenen Dill unterrühren. Nach Belieben mit Blüten garnieren und servieren.

Tipp

Gurken zählen zu den beliebtesten Gemüsesorten. Doch für ein Gemüsegericht geben Salatgurken, die in der Regel im Gewächshaus kultiviert werden, nicht genug Geschmack. Die unregelmäßig wachsenden kleinen bis mittelgroßen Freilandgurken, manchmal auch Gartengurken genannt, haben dagegen ein intensiveres Aroma.

Pfifferlinge
mit Zwiebeln und Speck

Für 3 Portionen:

500 g Pfifferlinge
50 g durchwachsener Speck
2 Schalotten
50–75 ml Knochenbrühe (s. S. 131)
Salz
Pfeffer
2 EL gehackte Petersilie

Zuchtpilze

Eine wunderbare Alternative zu Wildpilzen bieten Champignons, Shiitake, Austernpilze und Kräuterseitlinge. Entgegen aller alten Küchenmythen darf man Gerichte, die mit Zuchtpilzen zubereitet wurden, durchaus aufwärmen. Bei Wildpilzen gilt weiterhin: nur frisch zubereitet essen.

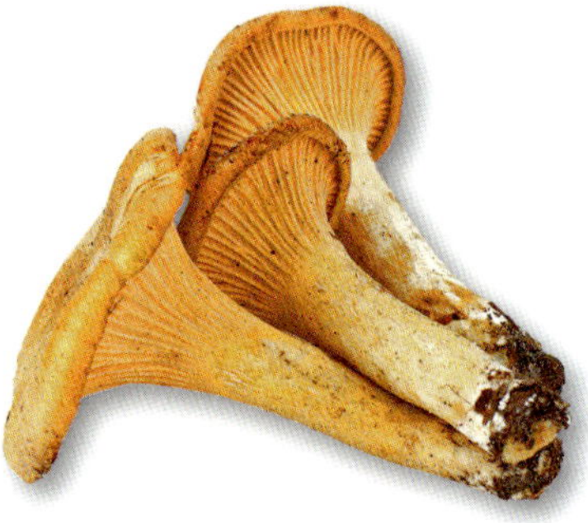

1 Pfifferlinge putzen, dabei die Verunreinigungen auf dem Hut und am Stiel entfernen, das Stielende abschneiden.

2 Falls die Pilze sandig sind, kurz hintereinander in einer Schüssel mit kaltem Wasser waschen. Je kürzer, desto besser, denn bei längerem Waschen saugen sich die Pilze voll Wasser. Auf Küchenpapier abtropfen lassen und trocken tupfen.

3 Speck würfeln und bei kleiner bis mittlerer Hitze in einem Topf knusprig ausbraten, herausnehmen und warm stellen.

4 Die Schalotten abziehen, würfeln und im Speckfett glasig dünsten. Pfifferlinge in den Topf geben und bei großer Hitze kurz anschmoren. Knochenbrühe zufügen. Etwa 2 Minuten im geschlossenen Topf ziehen lassen. Mit Salz und Pfeffer abschmecken.

5 Zum Servieren die Pilze mit knusprigen Speckwürfeln und Petersilie bestreuen.

Tipp

So wie hier mit Speck und Schalotten gebraten, schmecken auch andere Pilzsorten, zum Beispiel Austernpilze oder Champignons.

Pilze passen gut zu Wildragout (s. S. 99) oder zu Fasan (s. S. 84). Wer Eier mag, serviert Rühreier dazu.

Geschmortes Sauerkraut
mit Aprikosen

Für 3 Portionen:

2 Zwiebeln
75 g getrocknete Soft-Aprikosen
2 EL Schweine- oder Gänseschmalz
1 kg frisches Sauerkraut (nicht erhitzt)
125 ml Knochenbrühe (s. S. 131)
1 Lorbeerblatt
3 Wacholderbeeren
2 Gewürznelken
Salz

1 Die Zwiebeln abziehen und würfeln. Die Soft-Aprikosen nach Belieben zerkleinern.

2 Schmalz in einem Topf erhitzen. Zwiebelwürfel darin glasig dünsten. Das Sauerkraut locker zerzupfen und zufügen. Kurz andünsten, dann die Knochenbrühe und etwa 150 ml Wasser zugießen, damit das Gemüse knapp bedeckt ist.

3 Die Aprikosen, Lorbeerblatt, zerdrückte Wacholderbeeren und Gewürznelken zum Sauerkraut geben.

4 Das Gemüse bei kleiner Hitze im geschlossenen Topf 35 bis 45 Minuten kochen. Zum Schluss mit Salz abschmecken.

Tipp

Für ein Hauptgericht eine gewürfelte Süßkartoffel in Salzwasser garen und dazu servieren. Wer die süße Note nicht so schätzt, ersetzt die Soft-Aprikosen durch zwei säuerliche Äpfel und serviert gebackene Pastinaken dazu.

Passt gut zu Lammfilets (s. S. 90), Hirschburger (s. S. 98) und zu Wildgeflügel (s. S. 99).

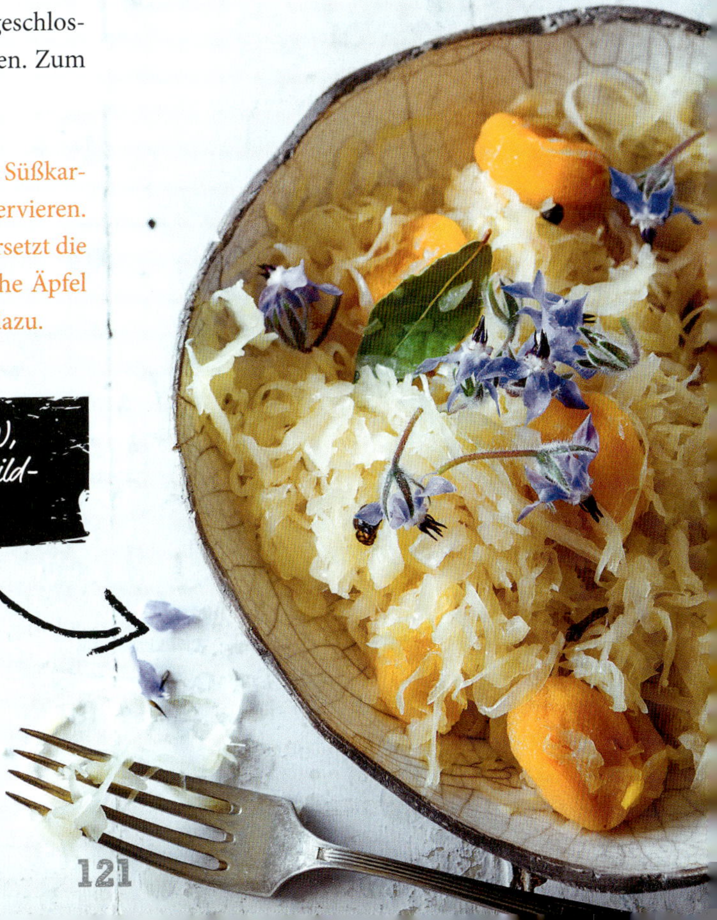

Kohlrabi mit Petersilie

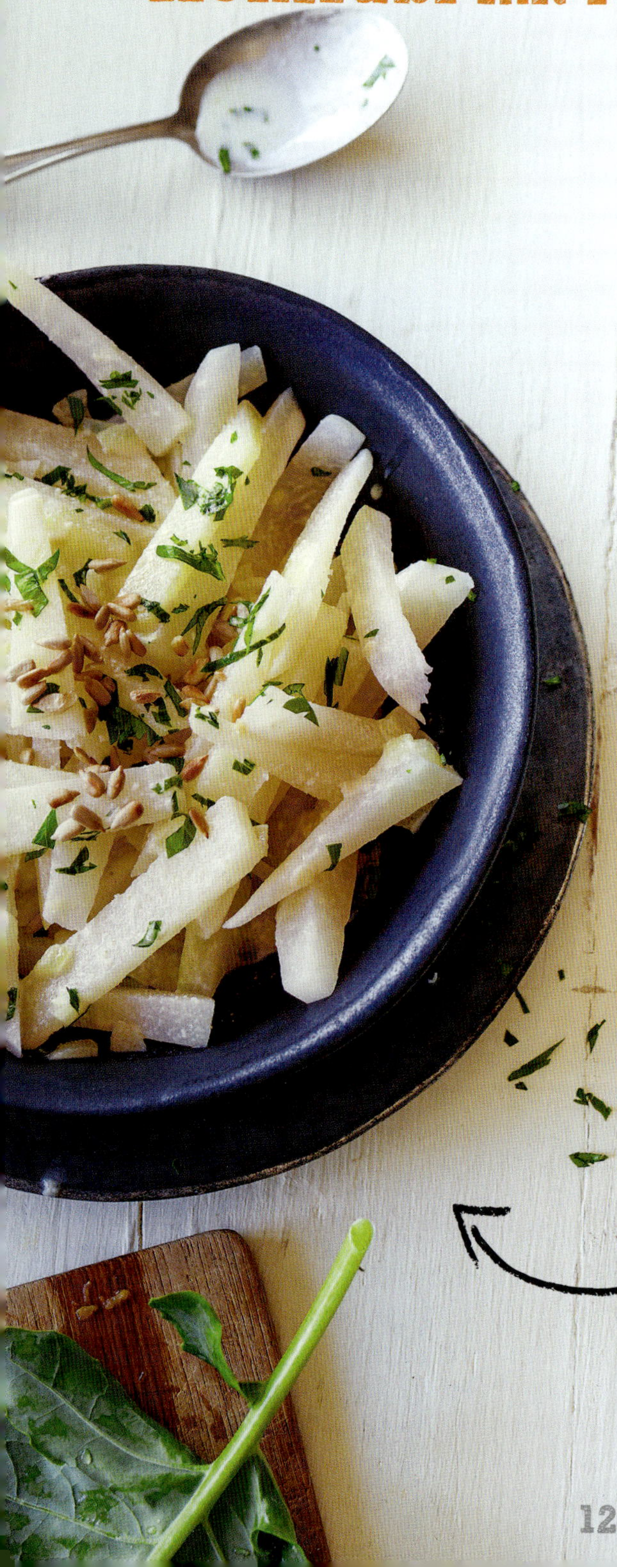

Für 2 Portionen:

4–5 junge Kohlrabi (ca. 1 kg)
1 Zwiebel
2 EL Butter
150 ml Knochenbrühe (s. S. 131)
50 ml Mandelmilch (s. S. 133)
Salz, Honig, Pfeffer
Petersilie

1 Kohlrabi dünn schälen. Das Gemüse in Scheiben oder Stifte schneiden. Die Zwiebel abziehen und würfeln.

2 Butter in einem Topf schmelzen und zuerst die Zwiebelwürfel, dann die Kohlrabischeiben bzw. -stifte darin andünsten.

3 Die Brühe zufügen und das Gemüse im geschlossenen Topf 5 bis 7 Minuten garen. Mandelmilch dazugeben, kurz aufkochen. Mit Salz, etwas Honig und Pfeffer würzen. Mit gehackter Petersilie bestreut servieren.

Tipp

Am besten schmecken junge Kohlrabiknollen, die früh geerntet werden. Bei ihnen zeigt sich nach dem Schälen im Fruchtfleisch noch ein grünlicher Schimmer.

Für ein vegetarisches Hauptgericht auf jede Portion Kohlrabi 1 EL geröstete Sonnenblumenkerne oder Pepitas (s. S. 137) geben.

Blumenkohl mit Pistazien

Für 2 Portionen:

- 1 Blumenkohl (ca. 1 kg)
- Salz
- 2 EL Zitronensaft
- 2 EL Kokosöl (Kokosfett)
- 30 g Pistazienkerne
- Pfeffer
- 1 Bund glatte Petersilie

1 Blumenkohl putzen und in Röschen teilen. Salzwasser mit Zitronensaft zum Kochen bringen und die Kohlröschen darin in etwa 10 Minuten bissfest kochen. Abgießen.

2 Für das Topping Öl in einer Pfanne erhitzen und die Pistazien darin kurz anrösten. Mit Salz und Pfeffer würzen. Petersilie fein hacken und in der Pfanne mit andünsten.

3 Blumenkohl auf einer Platte anrichten und das Pistazien-Topping darübergeben.

Tipp

Dazu passen gebratene Hähnchen- oder Putenschnitzel. Auch gut: Das Gemüse pur als vegetarisches Gericht genießen.

Weißkraut mit Sternanis

Für 3 Portionen:

- 750 g Weißkohl
- 1 Zwiebel
- 2 EL Fett zum Andünsten
- 1/2 TL Honig
- 2–3 Sternanisfrüchte (ersatzweise 1/2 TL Fenchelsamen oder Kümmel)
- 250 ml Knochenbrühe (s. S. 131)
- Salz

1 Äußere Kohlblätter entfernen, den Strunk herausschneiden. Den Kohl in feine Streifen schneiden. Zwiebel abziehen und würfeln.

2 Das Fett in einem großen Topf erhitzen. Honig, Zwiebelwürfel und Weißkohl zufügen und kurz andünsten.

3 Sternanis, Knochenbrühe und Salz zugeben und im geschlossenen Topf 20 bis 30 Minuten dünsten. Bei Bedarf etwas Knochenbrühe oder Wasser nachfüllen.

Tipp

Perfekt als Beilage zu Krustenbraten (s. S. 94) oder Lammfilet (s. S. 90).

Schön cremig

Gemüse bindet Saucen besser

Paleo-Saucen überzeugen nicht nur die Diätfans. Denn sie werden mit püriertem Gemüse gebunden. Das geht fix, schmeckt hinreißend gut und gelingt locker ohne Getreide- und Milchprodukte, also auch ohne Mehl oder Sahne.

Schauen Sie in Ihren Kühlschrank. Vielleicht verkümmert dort ja noch ein Kohlrabi, eine Zucchini oder ein Rest Blumenkohl? Machen Sie ein Püree daraus. Dafür das geputzte Gemüse inklusive Strunk in sehr wenig Wasser weich dünsten und anschließend pürieren. Gut gewürzt, mit etwas Butter oder Olivenöl abgerundet, sind solche Pürees ideal als Beilage zu Fleisch oder Fisch. Zum Binden von Saucen etwa 1 EL Gemüsepüree für 3 EL Kochflüssigkeit oder Bratenfond verwenden.

Für dunkle Bratensaucen beim Fleisch reichlich Suppengrün mitschmoren und zum Schluss mit dem Bratenfond aufmixen. Für helle Saucen und Salatdressings eignen sich Kohlrabi, Fenchel, weiße Rüben und geschälte Zucchini. Sie ergeben ein weißes Püree. Als praktischer Allzweckhelfer ist Zucchinipüree ideal, weil es nur wenig Eigengeschmack besitzt, sich vielseitig verwenden lässt und sich mit jedem Gewürz verträgt. Das Gemüse schälen und in wenig Wasser garen.

GEMÜSEPÜREES SCHNELL ZUR HAND

Gemüsepürees halten sich im Kühlschrank problemlos einige Tage frisch. Für den längeren Vorrat von einigen Wochen nach dem Pürieren noch einmal aufkochen und kochend heiß in Schraubgläser füllen. Die Gläser verschließen und das abgekühlte Püree in den Kühlschrank stellen. So ist es stets parat. Für den Langzeitvorrat die Pürees in Tiefkühlbeutel füllen, flach hinlegen und einfrieren. Bei Bedarf einfach Stücke abbrechen.

Zu gebratenem Fisch Fenchel- oder Selleriepüree in die ausgetretene Garflüssigkeit rühren. Die dezente Süße von Möhren und Kürbis gibt Salatdressings ein köstliches Aroma und eine feine Bindung. Kohlrabi macht Geflügelsaucen runder, das dunkelgrüne Püree von gegarten Zucchinischalen gibt Kräutersuppen und -saucen intensive Farbe. Ein Klecks davon dekoriert auch helle Cremesuppen.

Experimentieren lohnt sich! Zum Pürieren eignen sich vor allem Blumenkohl, Fenchel, Kohlrabi, Pastinaken, Sellerie, Süßkartoffeln, Möhren, Zucchini und Zwiebeln.

Rote Paprikasauce

Für 4 Portionen:

3 rote Paprikaschoten
3 Zwiebeln
2 EL Butterschmalz
100 ml Knochen- oder Gemüsebrühe (s. S. 131 oder 133)
2 Stiele Basilikum
Salz, Pfeffer

1 Die Paprikaschoten putzen, mit einem Sparschäler schälen und klein schneiden. Die Zwiebeln abziehen und fein würfeln.

2 Butterschmalz in einem Topf erhitzen, Paprikastücke und Zwiebelwürfel hineingeben und etwa 3 Minuten dünsten. Mit Brühe auffüllen und im geschlossenen Topf 10 Minuten bei mittlerer Hitze garen.

3 Die Sauce mit dem Pürierstab pürieren. Basilikumblätter abzupfen, fein schneiden, zugeben und die Sauce mit Salz und Pfeffer abschmecken.

ipp

Die Bindung dieser feinen Sauce zu gebratenem Geflügel und Fisch entsteht allein durch püriertes Gemüse. Anstelle von Paprika kann man auch Kohlrabi, Brokkoli, Möhren oder Suppengrün verwenden. Soll die Sauce samtig und fein geraten, das Gemüse nach dem Pürieren mit einem Löffel Mandel- oder Haselnussmus verrühren. Zur Abwechslung kann man die Sauce mit Thymian, Oregano oder tiefgekühlten italienischen Kräutern würzen. Eine Knoblauchzehe passt immer.

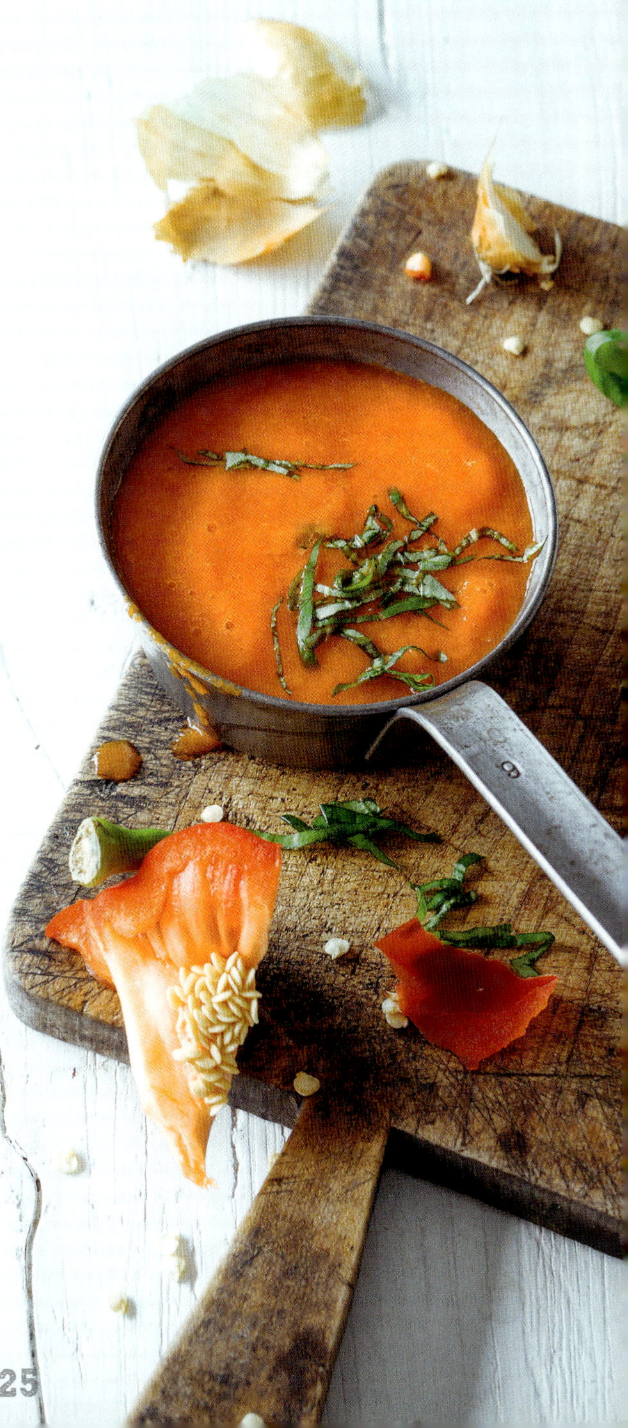

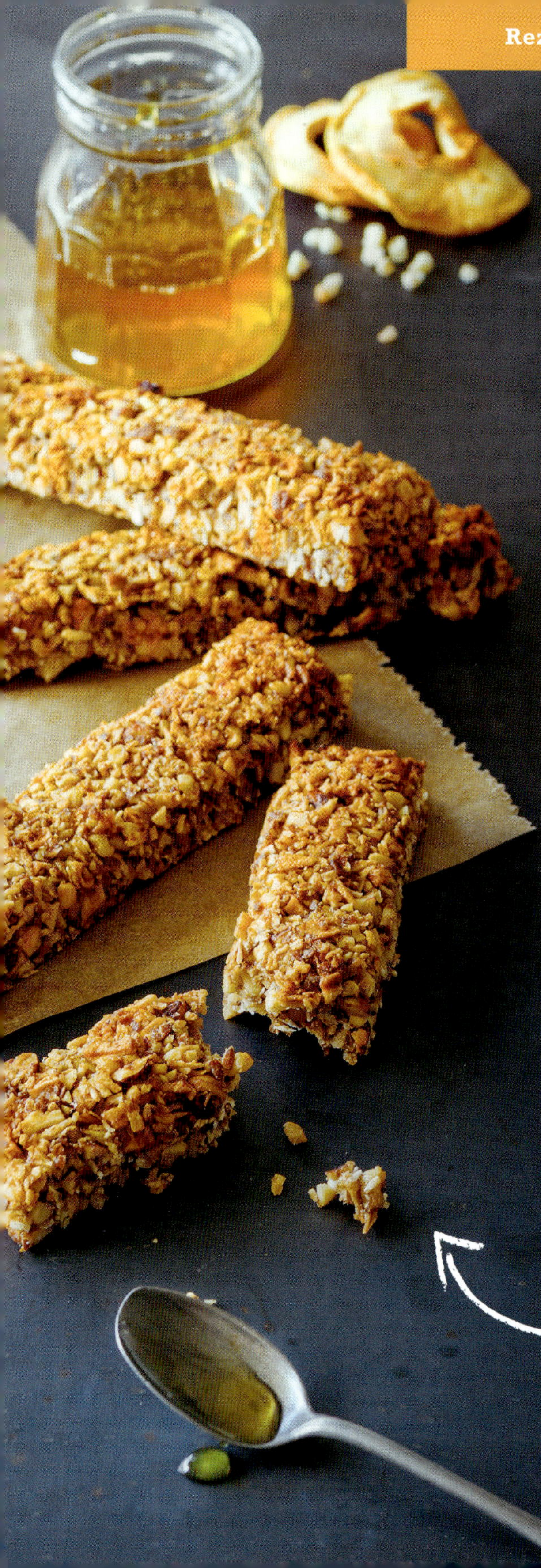

Fruchtriegel

Für 12 Stücke:

1 Banane (ca. 150 g)
40 g Leinsamen
50 g getrocknete Apfelringe
100 g Honig
1 Prise gemahlene Vanille
75 g gehackte Mandeln
75 g gehackte Haselnusskerne
40 g Kokosraspel
1 Eiweiß

1 Banane schälen und pürieren. Leinsamen mehlfein mahlen. Apfelringe fein hacken.

2 Alle Zutaten in eine Schüssel geben, gut vermischen und auf ein mit Backpapier belegtes Backblech geben. Mit angefeuchteten Händen zu einem etwa 1,5 cm dicken Rechteck formen, dabei fest andrücken.

3 Im vorgeheizten Backofen bei 150 °C etwa 35 Minuten backen. Herausnehmen und sofort in zwölf Riegel schneiden. Auf dem Backblech erkalten lassen.

Tipp

Die Riegel lagenweise in eine Dose packen. Dabei die einzelnen Lagen mit Backpapier trennen. Haltbarkeit: etwa 10 Tage.

Zum Riegel Tee oder ein Glas Wasser trinken, dann quellen die Zutaten und füllen den Magen. Der sendet dann bald Sättigungssignale.

Süße Avocadocreme

Für 3 Portionen:

- 2 Limetten
- 2 weiche Avocados
- 2 EL Honig
- 1 EL grobe Kokosflakes

1 Limetten auspressen. Avocados halbieren und die Kerne entfernen. Das Fruchtfleisch aus der Schale lösen und in Würfel schneiden.

2 Avocadowürfel mit Limettensaft pürieren, dabei den Honig zufügen. In Portionsschalen füllen und mit Kokosflakes bestreuen.

Tipp

Die süße Avocadocreme mit klein geschnittenen frischen Früchten oder Beeren genießen. Sie schmeckt auch als Dessert.

Aprikosenflan mit Vanille

Für 4 Portionen:

- 500 g Aprikosen
- Fett für die Förmchen
- 3 Eier (Größe L)
- 200 ml Kokos- oder Mandelmilch (s. S. 133)
- 50–75 g Honig
- gemahlene Vanilleschote

1 Aprikosen mit kochendem Wasser überbrühen und die Haut abziehen. Die Früchte halbieren und die Steine entfernen. Mit der Schnittfläche nach unten in vier ofenfeste gefettete Förmchen verteilen.

2 Die Eier mit der Milch verschlagen, nach Geschmack mit Honig süßen, mit gemahlener Vanille würzen und auf die Aprikosen in den Förmchen verteilen.

3 Die Förmchen in eine feuerfeste Form setzen und bis zur halben Höhe mit heißem Wasser umgießen. Im vorgeheizten Backofen bei 180 °C in etwa 35 Minuten fest werden lassen. Abgekühlt oder lauwarm servieren.

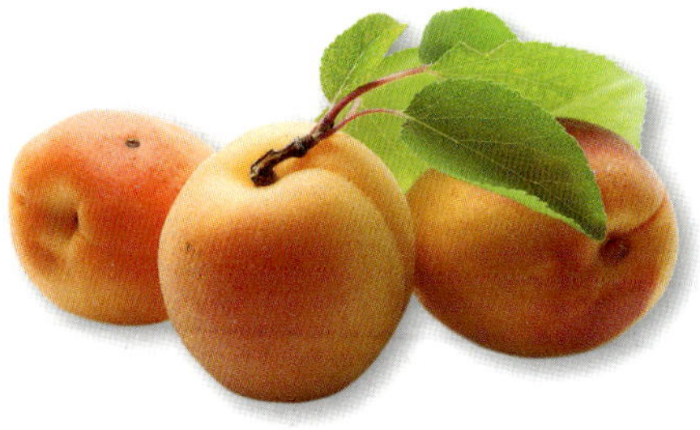

Tipp

Der zarte Aprikosenflan schmeckt zum Frühstück oder auch als Dessert nach einem leichten Mittag- oder Abendessen.

Zarte Fruchtcreme

Für 4 bis 6 Portionen:

4 Blatt weiße Gelatine
3 Eier (Größe L)
3–4 EL Honig
250 g Fruchtpüree (frische, geputzte und pürierte Früchte der Saison)
1 Zitrone
Vanille oder Zimt zum Würzen
Salz

1 Gelatine in kaltem Wasser einweichen. Eier trennen. Das Eigelb mit 2 EL Honig schlagen, bis eine dickliche helle Creme entstanden ist. Das Fruchtpüree zufügen. Alles mit dem restlichen Honig, Zitrone, Vanille oder Zimt abschmecken. Falls das Fruchtpüree – je nach Obstsorte – sehr fest geraten ist, einfach etwas Wasser zufügen.

2 Gelatine aus dem Wasser nehmen und tropfnass in einen kleinen Topf oder ein mikrowellengeeignetes Gefäß geben. Gelatine in der Mikrowelle oder bei kleinster Hitze auf dem Herd erhitzen, bis sie sich verflüssigt hat.

3 Etwas von der Fruchtcreme zur warmen Gelatine geben und verrühren, dann die Gelatine-Frucht-Mischung in die Creme rühren. So kann nichts gerinnen.

4 Die Creme kalt stellen, bis sie zu gelieren beginnt. Sie soll noch nicht ganz fest werden. Zur Probe mit einem Löffel eine »Straße« ziehen. Bleibt die Spur sichtbar, ist die Creme gerade fest genug.

5 Eiweiß mit einer Prise Salz und einigen Tropfen Zitronensaft steif schlagen. Den Schnee auf die Creme häufen und unterheben. Dafür den Schneebesen durch beide Massen hindurchziehen, nicht rühren.

Tipp

Die Creme schmeckt pur als Dessert, ist aber auch eine gute Füllung für den Schoko-Nusskuchen (s. S. 69).

Reichlich Vitamine, wenig Kalorien

Die Fruchtcreme erfrischt, liefert reichlich Proteine, Vitamine und Biostoffe, aber verhältnismäßig wenig Kalorien. Durch die kollagenreiche Gelatine bekommt sie die notwendige Festigkeit und durch den Eischnee die lockere, mousseähnliche Konsistenz.
Je reifer die Früchte, desto aromatischer die Creme. Vollreife Früchte verlesen, entkernen, aber möglichst nicht schälen. Das Fruchtfleisch mit dem Stabmixer pürieren. Kernreiche Sorten wie etwa Johannisbeeren noch durch ein Sieb streichen.
Sehr gut geeignet sind frische oder tiefgekühlte Beeren, Kirschen, Pfirsiche, Nektarinen, Aprikosen oder auch Mischungen daraus. Kiwis und Papayas sind nicht zu empfehlen.

Paleo-Eiscreme

Für 2 Portionen:

1 Banane (ca. 200 g)
1 TL Zitronensaft
1 TL Mandelmus

1 Banane schälen, in Scheiben schneiden und nebeneinander in einen Tiefkühlbeutel legen. 1 bis 2 Stunden gefrieren lassen.

2 Gefrorene Bananenscheiben im Blitzhacker fein zerkleinern, Zitronensaft und Mandelmus zufügen. Weiterpürieren, bis eine sahnige Creme entsteht. Die Masse zwischendurch von den Wänden des Blitzhackers abstreifen. Gerät das Eis zu fest, 1 bis 2 EL Wasser zufügen. Das Eis sofort servieren und nicht wieder einfrieren.

Schaumomelett

Für 2 Portionen:

3 Eier
1/2 Bio-Zitrone
1 Vanilleschote
1 Prise Salz
1 EL gemahlene Mandeln
1 EL Butter
20 g Mandelblättchen
2 EL Ahornsirup

1 Die Eier trennen. Eigelb, abgeriebene Zitronenschale und ausgekratztes Vanillemark verrühren. Eiweiß mit Salz und einem Spritzer Zitronensaft zu Eischnee schlagen. Eigelb und Mandeln unterheben.

2 Butter in der Pfanne erhitzen, die Hälfte des Omelett-Mix hineingießen und bei kleiner Hitze backen, bis die Unterseite leicht gebräunt ist. Mit Mandeln bestreuen und einen Deckel auflegen. Bei kleinster Hitze fertig backen.

3 Omelett auf einen Teller gleiten lassen und zusammenklappen. Mit Sirup beträufeln. Das zweite Omelett ebenso backen.

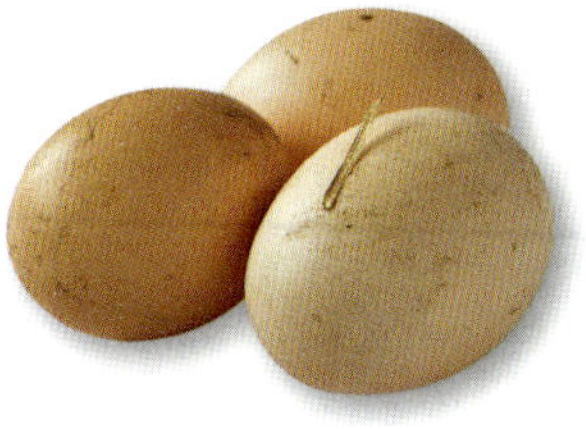

Tipp

Dazu schmeckt Paleo-Eiscreme (s. oben) oder ein frischer Obstsalat.

Immer gut

Wunderzutat Knochenbrühe

Einen Topf mit einer simmernden Brühe aus Knochen und Fleischabschnitten findet man in jedem Sternerestaurant, doch aus unseren eigenen Küchen ist er längst verschwunden. Es wird also höchste Zeit, diese kulinarische Wunderzutat unserer Urgroßmütter wiederzuentdecken.

PREISWERT UND AROMATISCH

Ohne große Küchenkunststücke lässt sich mit preiswerten Knochen eine wunderbar aromatische und salzarme Brühe als Basis für Schmorgerichte, Saucen, Suppen oder Eintöpfe schaffen.

WERTVOLLE EIWEISSBAUSTEINE

Weil die Brühe lange bei kleiner Hitze köchelt, lösen sich aus den Knochen auch Mineralstoffe wie Kalzium und Magnesium, außerdem Glukosamine, Chondroitin und andere Eiweißbausteine, die sich durch neue Forschung als wichtige Helfer bei der Reparatur und Instanthaltung von Haut und Knochen, Verdauungstrakt und Immunsystem erweisen. Die reichlich enthaltenen Aminosäuren Glycin und Prolin spielen in Knochen und Gelenken eine besondere Rolle. Der Körper kann sie zwar selbst herstellen, aber er tut es nicht gern, weil es für ihn umständlich ist. Bei üppigem Angebot benutzt er lieber Eiweißbausteine aus der Nahrung für seine Reparaturzwecke. Eine gute Knochenbrühe ist vor allem wichtig, wenn der Bedarf steigt, zum Beispiel:

- *nach starker Beanspruchung durch Sport oder körperliche Arbeit*
- *nach Verletzungen und Erkrankungen*
- *in höherem Alter, wenn der Stoffwechsel langsamer wird*

Auch Menschen, die an Rheuma (rheumatoide Arthritis) erkrankt sind, profitieren vom regelmäßigen Genuss einer guten Knochenbrühe. Das enthaltene Kollagen regt Reparaturmechanismen auf Zellebene an, dämpft Schmerzen oft besser und vor allem langfristiger als gängige Schmerzmedikamente.

Um die wesentlichen Stoffe aus den Knochen leichter herauszulösen, beim Kochen der Brühe etwas Essig oder Zitronensaft zufügen.

Knochenbrühe

Für etwa 2,5 Liter:

- **1,5–2 kg Rinder- und/oder Kalbsknochen (Fleisch-, Mark- und Sandknochen, vom Metzger kleingehackt; ebenfalls geeignet sind Wildknochen wie z. B. Hirschstelzen oder Rehknochen)**
- **1 Zwiebel, 2 Möhren**
- **150 g Sellerieknolle**
- **3–4 schwarze Pfefferkörner**
- **1–2 Lorbeerblätter**
- **2–3 EL Essig**

1 Die Knochen kalt abspülen, trocken reiben und auf ein gefettetes Backblech legen. Im vorgeheizten Backofen bei 220 °C 15 Minuten rösten. Dabei mehrmals wenden.

2 Zwiebel abziehen, Möhren und Sellerie putzen, alles grob zerkleinern und zu den Knochen in den Backofen geben. Im ausgebratenen Fett wenden und kurz mitbräunen.

3 Knochen mit Gemüse, Pfefferkörnern, Lorbeerblättern und Essig in einen großen Topf geben, mit kaltem Wasser großzügig bedecken und aufkochen. 2 bis 5 Stunden im offenen Topf bei kleinster Hitze garen. Die Temperatur ist richtig, wenn nur sehr langsam kleine Blasen aufsteigen. Falls viel Wasser verdampft ist, kochend heißes Wasser nachgießen.

4 Die fertige Brühe durch ein feines Sieb in einen sauberen Topf gießen. Mit wenig Salz abschmecken oder ungesalzen aufheben.

5 Für den Vorrat die kochend heiße Brühe in saubere, heiß gespülte Schraubdeckelgläser füllen. Die Gläser verschließen und nach dem Abkühlen in den Kühlschrank stellen. So hält sich die Brühe gut 6 Wochen.

Tipp

Zum Entfetten die heiße Brühe durch ein Fettabscheidekännchen gießen. Oder einen großen flachen Löffel so auf die Oberfläche legen, dass möglichst viel Fett und wenig von der Brühe hineinfließt. Einfacher ist es, die Brühe über Nacht kalt zu stellen. Dann lässt sich das erstarrte Fett am Morgen abheben.

Extraktreiche Brühe im Slow Cooker

Die energiesparenden Elektrokochtöpfe, auch Crockpots, Schongarer oder Langsamgarer genannt, liegen seit einiger Zeit im Trend. In ihnen wird bei niedriger Temperatur sehr langsam gegart. Wer so einen Topf besitzt, sollte ihn für die Knochenbrühe nutzen. Sie siedet darin stundenlang wohlbehalten ohne Aufsicht und gerät wunderbar extraktreich. Den Behälter mindestens bis zur Hälfte füllen, höchstens jedoch zu zwei Dritteln. Auf hoher Stufe 2 Stunden kochen, eventuell oben abgesetztes Fett entfernen. Für weitere 4 bis 5 Stunden auf die niedrige Stufe schalten.

Echte Gemüsebrühe

Für etwa 3 Liter:

1 kg Suppengrün und Kräuter (und/oder Gemüsereste, z. B. Abschnitte und Schalen von Gurken, Zucchini, Champignons, Fenchel, Kohlrabi oder Möhren, Blätter von Radieschen und Kohlrabi, Stiele von Brokkoli oder Blumenkohl, Spargelschalen und -abschnitte, Stiele von Petersilie, Liebstöckel, Estragon, Basilikum, bzw. Zweige von Thymian oder Rosmarin)
2 Zwiebeln
1 Knoblauchzehe
3 Lorbeerblätter
5–8 schwarze Pfefferkörner
1 Löffelspitze Kurkuma
1 Bio-Zitrone
Pfeffer, Salz

1 Suppengrün bzw. Gemüsereste gründlich waschen und unansehnliche Stellen entfernen. Alles klein schneiden, in einen großen Topf mit 3 Liter kaltem Wasser geben und zum Kochen bringen.

2 Zwiebeln halbieren (nicht abziehen), ungeschälte Knoblauchzehe, Lorbeerblätter, Pfefferkörner und Kurkuma zufügen.

3 Die Gemüsebrühe 1 Stunde im geschlossenen Topf bei kleiner Hitze kochen. Die Temperatur ist richtig, wenn nur sehr langsam kleine Blasen aufsteigen.

4 Von der Zitrone die Schale dünn abschälen und in den letzten 5 Minuten in der Gemüsebrühe mitkochen.

5 Die Brühe durch ein feines Sieb gießen. Mit etwas Zitronensaft und Pfeffer abschmecken. Erst ganz zum Schluss salzen.

6 Für den Vorrat die Brühe kochend heiß in saubere, heiß gespülte Schraubdeckelgläser füllen, verschließen, abkühlen lassen und danach im Kühlschrank aufheben. Haltbarkeit: etwa 6 Wochen, tiefgekühlt 6 Monate.

Brühe mit wertvollen Biostoffen

Wer das Suppengrün weglässt und ausschließlich Putzreste von frischem Gemüse nutzt, bekommt die Gemüsebrühe fast umsonst. Sie schmeckt viel besser als eine gekaufte Brühe, aber vor allem ist sie wertvoller: Durch den hohen Gemüseanteil liefert sie Mineralstoffe, Spurenelemente und Biostoffe. Instantbrühen bestehen dagegen hauptsächlich aus Salz. Sie enthalten bis zu 10 Gramm pro Liter. Unser tägliches Limit an Kochsalz sollte bei höchstens 6 Gramm liegen. Salzsparen lohnt auf jeden Fall, denn die weißen Kristalle wirken ähnlich wie Geschmacksverstärker. Sie regen bei vielen Menschen den Appetit an und machen also letztendlich dick.

Selbst gemachte Mandelmilch

Für etwa 1 Liter:

200 g ungeschälte Mandeln

1 durchlässiges Stofftuch (Passiertuch, feines Wäschenetz oder Stoffwindel)

1 Die Mandeln über Nacht in reichlich kaltem Wasser quellen lassen. Mandeln abgießen und im Mixer zerkleinern. 500 ml kochend heißes Wasser zugießen und so lange pürieren, bis eine weißliche Mischung ohne sichtbare Stücke entstanden ist.

2 Ein Sieb mit dem Stofftuch auslegen. Die Mandelflüssigkeit hineingießen, dabei die ablaufende Mandelmilch in einer Schüssel auffangen. Die Rückstände abtropfen lassen.

3 Die abgetropften Mandelreste zurück in den Mixer geben, mit 250 ml kochend heißem Wasser übergießen und erneut gut pürieren. Wieder durch das Sieb gießen und die Reste ausdrücken.

4 Die selbst gemachte Mandelmilch stets gut gekühlt aufbewahren und rasch, innerhalb von 3 Tagen, verbrauchen.

5 Für den längeren Vorrat die frisch gepresste Mandelmilch kurz erhitzen, in saubere, heiß gespülte Schraubdeckelgläser füllen, verschließen, abkühlen lassen und danach im Kühlschrank aufheben. So bleibt die Mandelmilch etwa 6 Wochen frisch.

Tipp

Mandelmilch einfach anstelle von Kuhmilch zum Kochen verwenden. Sie passt auch gut zum Kaffee. So unkompliziert wie Mandelmilch ist nach diesem Rezept auch die Herstellung anderer Nussmilcharten wie etwa Haselnuss-, Walnuss- oder Cashewnussmilch.

Paleo-Alternative zur Kuhmilch

Mandeln bestehen zu etwa einem Fünftel aus Eiweiß, das die ausgepresste Pflanzenmilch »sahnig« macht und auf angenehm leichte Art zur Sättigung beiträgt. Sie besitzt ein köstliches, unaufdringliches Mandelaroma, schmeckt pur aus dem Glas und ersetzt Kuhmilch in vielen Rezepten. Menschen mit einer Laktoseintoleranz vertragen sie problemlos. Bei Fertigprodukten steht »Mandeldrink« auf der Packung, um Verwechslungen mit herkömmlicher Kuhmilch zu vermeiden. Wegen der hohen Preise lohnt es sich aber, die leckere Pflanzenmilch kostengünstig in der eigenen Küche zuzubereiten. Die ausgepressten Mandelbrösel sind außerdem ideal zum Panieren von Fisch oder Fleisch. Einfach ausbreiten und trocknen.

Schaumige Eier-Zitronen-Sauce

Für 4 Portionen:

2 Eier, Salz
1 kleine Bio-Zitrone
Pfeffer

1 Die Eier aufschlagen und auf einen tiefen Teller gleiten lassen. Mit einer Gabel verschlagen und anschließend in einen Schlagkessel oder einen Topf geben.

2 Den Schlagkessel auf ein heißes Wasserbad setzen. Alternativ den Topf bei kleinster Hitze auf den Herd stellen. Seien Sie vorsichtig: Ist die Temperatur zu hoch, können die Eier leicht gerinnen.

3 Eine Prise Salz und etwas abgeriebene Zitronenschale zufügen und die Eier mit einem Schneebesen schaumig schlagen, dabei löffelweise Zitronensaft zugeben.

4 Die Eier so lange schlagen, bis der Schaum feinporig und dicklich wird. Falls dabei am Topfboden eine Schicht ansetzt, eine Weile ohne Wärmezufuhr weiterschlagen. Falls die Sauce zu fest gerät, 1 bis 2 EL Gemüse- oder Knochenbrühe (s. S. 131) unterschlagen.

5 Die schaumige Sauce mit Salz und Pfeffer kräftig würzen und sofort servieren.

Diese simple Eier-Zitronen-Sauce macht aus jedem einfachen Teller mit gedünstetem Gemüse eine höchst leckere, sehr sättigende Paleo-Mahlzeit. Sie passt auch sehr gut zu leicht angewärmtem Räucherfisch und zu Putenschnitzeln (s. S. 86).

Powerpaket Ei

In einer Studie der Louisiana State University zeigten begeisterte Eieresser im Vergleich zu anderen bei gleicher Kalorienaufnahme den größeren Verlust an Kilos. Der Grund: Hühnereier erhöhen den Adiponectin-Level. Zusammen mit weiteren Botenstoffen reguliert dieses Hormon unser Hungergefühl und verstärkt die Wirkung des Insulins an den Fettzellen. Aber es kommt noch besser: Das Ei repariert sogar Zellschäden, die durchs Übergewicht entstehen. Ein tolles Lebensmittel! Selbst wenn Sie gerade mit jeder Kalorie knausern: Gönnen Sie sich ruhig ein Ei mehr! Diese fabelhaften Vitaminlieferanten sind nicht nur ultragesund, sondern im Vergleich zu anderen Proteinquellen wie etwa Fleisch oder Fisch richtig billig.

Kräuterdressing für Salate

Für 4 Portionen:

- 1 Zwiebel
- 1 Knoblauchzehe
- 1 Bund Schnittlauch
- 1 EL Petersilienblättchen
- 1/2–1 EL Gemüsepüree (s. S. 124)
- 3 EL Essig
- 3 EL Mandelöl
- Salz, Pfeffer

1 Zwiebel und Knoblauchzehe abziehen und fein würfeln. Schnittlauch und Petersilienblättchen fein schneiden. Alles in eine Schüssel geben und mit Gemüsepüree, zum Beispiel von Möhren und Kürbis, und Essig gut verrühren.

2 Das Mandelöl mit einem Schneebesen unterschlagen und das Dressing mit Salz und Pfeffer abschmecken.

Tipp

Das cremige Kräuterdressing passt zu allen Blattsalaten, aber auch zu Rohkost und Gemüsesalaten aus knapp gegarten Möhren- oder Zucchinischeiben.

Rosinenessig

Für 1 l Essig:

- 100 g Rosinen oder getrocknete Cranberrys
- 1 l Rotweinessig

1 Die Rosinen oder die getrockneten Cranberrys in zwei große, heiß ausgespülte Schraubdeckelgläser verteilen.

2 Den Rotweinessig darübergeben und etwa 14 Tage durchziehen lassen.

Wer gern den milden süßlichen Balsamessig (Aceto balsamico) verwendet, greift jetzt zur selbst gemachten Paleo-Variante. Die schmeckt köstlich und ist viel preiswerter. Am besten gelingt Rosinenessig mit Weinessig, der ausschließlich aus Wein gewonnen wird. Billiger ist eine Mischung aus Weinessig und Branntweinessig. Es lohnt also, vor dem Kauf das Etikett zu lesen. Ist der Essig nach 14 Tagen genügend durchgezogen, einfach durch ein Sieb in eine Flasche gießen, verschließen und kühl stellen.
Die abgetropften Rosinen (oder Cranberrys) schmecken gut in Salaten und geben Gemüsegerichten, Fleisch- und Wildsaucen einen aparten süß-säuerlichen Kick.

Echt lecker

Knusprige Nüsse, Kerne und Samen

Nüsse, Kerne und Samen bilden neben Gemüse die gesunde Basis der Paleo-Diät. Kein Wunder, denn die Reihe ihrer gesundheitlichen Vorzüge ist lang. Sie helfen dabei, den Fettstoffwechsel zu regulieren, liefern reichlich Ballaststoffe und wertvolle bioaktive Pflanzenstoffe. Wegen ihres hohen Fettgehaltes galten sie lange als Dickmacher – ein Irrtum, wie die Forschung der letzten Jahre zeigt. Nüsse, Kerne und Samen steigern das Körpergewicht keineswegs. Sie helfen sogar beim Abnehmen, weil ihr Sättigungswert sehr hoch ist.

KÜCHENTRICK HILFT ALLERGIKERN

Manchem liegen Walnuss, Haselnuss und Co. schwer im Magen, und etliche Nussfans leiden unter Allergien. Dahinter stecken natürliche Eiweißstoffe, die man mit einfachen Küchentricks wie Einweichen, Trocknen und Rösten leicht überlisten kann. Das wussten schon die uralten Völker Zentralamerikas. Sie ließen Nüsse in Meerwasser aufquellen und trockneten sie danach in der Sonne. Kommen rohe Nusskerne und Samen für längere Zeit mit Wasser in Kontakt, beginnen sie sich vollzusaugen. Dabei startet im Inneren der Samen der Keimvorgang, bei dem ein Teil der unverträglichen Substanzen abgebaut wird. Durch langsames Trocknen im Backofen und leichtes Rösten verändern sich auch die Allergie auslösenden Eiweißstoffe meist so weit, dass keine Beschwerden mehr auftreten.

EIN KULINARISCHER HIT

Auch die Wissenschaftler sind heute überzeugt, dass mit diesen simplen Küchentricks Allergene und unverträgliche Stoffe (Enzyminhibitoren) bei vielen Allergikern weitgehend abgebaut und unschädlich gemacht werden können. Doch damit nicht genug: So vorbehandelte Nüsse sind leichter verdaulich, die Nährstoffe können besser aufgenommen werden. Und das Beste daran: Nüsse, Kerne und Samen verlieren durch das Einweichen unangenehme Bitternoten, sie werden knuspriger, aromatischer und schmecken erheblich besser als rohe Nüsse.

Eine Handvoll knusprige Nusskerne als Tagesration mitnehmen und knabbern, wenn der Hunger plagt. In der Paleo-Diät ist dies ein Supertrick für alle, die viel unterwegs sind.

Paleonüsse

Für 10 Portionen:

300 g Nusskerne, z. B. Walnüsse, Haselnüsse, Paranüsse oder Mandeln
1 EL Salz

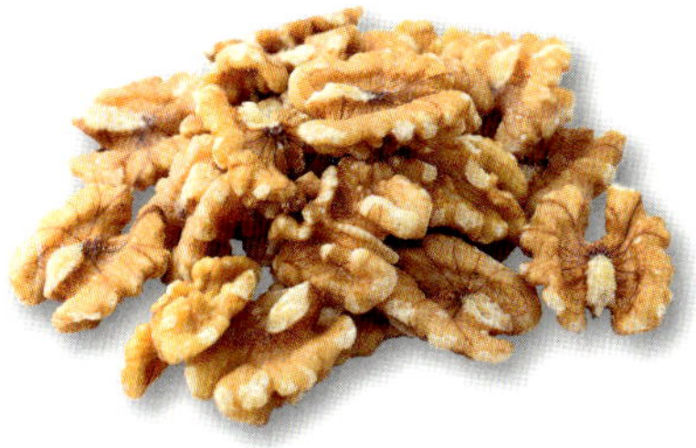

1 Nusskerne in ein Schraubglas geben, mit Wasser bedecken und Salz zufügen. Das Glas verschließen und kräftig schütteln, damit sich das Salz löst. Über Nacht stehen lassen.

2 Nüsse in einem Sieb abgießen, abtropfen lassen und auf einem mit Backpapier belegten Blech ausbreiten. Im Backofen bei 70 bis 80 °C Umluft etwa 2 Stunden trocknen.

3 Die Temperatur auf 170 °C Umluft erhöhen und die Nusskerne hellbraun rösten. Das dauert je nach Nusssorte und noch vorhandenem Feuchtigkeitsgehalt 20 bis 30 Minuten.

Tipp

Die Nusskerne am besten luftdicht verpackt aufheben, damit sie knusprig bleiben.

Scharfe Pepitas

Für 10 Portionen:

300 g Kürbiskerne oder Sonnenblumenkerne
1 EL Salz
1/2 TL Cayennepfeffer

1 Kürbiskerne in ein Schraubglas geben, mit Wasser bedecken, Salz und Pfeffer zufügen. Das Glas verschließen und kräftig schütteln, damit sich das Salz löst. Die Kürbiskerne über Nacht stehen lassen.

2 Kerne in ein Sieb abgießen, abtropfen lassen und auf einem mit Backpapier belegten Blech ausbreiten. Im Backofen bei 70 bis 80 °C Umluft 1 bis 2 Stunden trocknen.

3 Die Backofentemperatur auf 170 °C Umluft erhöhen und die Kerne in etwa 10 Minuten hellbraun rösten.

BÜCHER

Von Elisabeth Lange

Die 5:2-Diät. 5 Tage essen : 2 Tage Diät. Der weltweite Diäterfolg. Gräfe und Unzer Verlag

Die Nebenbei-Diät. Das Kochbuch. Stiftung Warentest

Die Nebenbei-Diät. Schlank werden für Berufstätige. Stiftung Warentest

Die Nebenbei-Diät. Schlank werden für Zwischendurch. Stiftung Warentest

Gesunder Darm – Gesünder leben: Mit der richtigen Ernährung zu einem neuen Lebensgefühl. Südwest Verlag

Aus dem GRÄFE UND UNZER VERLAG

Bauernmarkt & Biokiste. Die besten erntefrischen Rezepte für jede Jahreszeit.

Boeckh-Behrens, Wend-Uwe: **maxxF – der Megatrainer (mit DVD).**

Elmadfa, I.; Aign, W.; Muskat, E.; Fritzsche, D.: **Die große GU-Nährwert-Kalorien-Tabelle.**

Hickisch, B.; Guth, C.: **Grüne Smoothies.**

Kittler, Martina: **Fisch.**

Mossetter, K.; Cavelius, A.; Probost, T.; Simon, W. A.: **Zucker – der heimliche Killer.**

Schuster, Monika: **Niedrig-Temperatur. Fleisch & Fisch sanft garen.**

Spitz, Jörg: **Superhormon Vitamin D. So aktivieren Sie Ihren Schutzschild gegen chronische Erkrankungen.**

Wittmann, Katrin: **Kräuter. 70 Küchenkräuter von A bis Z. Mit Mini-Rezepten zum Kennenlernen.**

Weitere Titel

Cordain, Loren: **Das Getreide – zweischneidiges Schwert der Menschheit.** Novagenics Verlag

Ganten, Detlev; Spahl, Thilo; Deichmann, Thomas: **Die Steinzeit steckt uns in den Knochen. Gesundheit als Erbe der Evolution.** Piper Verlag

Kennedy, David O.: **Plant and the Human Brain.** Oxford University Press

Shostak, Marjorie: **Nisa erzählt. Das Leben einer Nomadenfrau in Afrika.** rororo Verlag (antiquarisch)

Zimmer, Dieter E.: **Unsere erste Natur. Die biologischen Ursprünge menschlichen Verhaltens.** Kösel Verlag (antiquarisch)

ADRESSEN

aid infodienst
Ernährung, Landwirtschaft, Verbraucherschutz e.V.
Heilsbachstraße 16
53123 Bonn
www.aid.de

Deutsche Gesellschaft für Ernährung e.V.
Godesberger Allee 18
53175 Bonn
www.dge.de

Österreichische Gesellschaft für Ernährung
c/o AGES Bürotrakt WH
Spargelfeldstraße 191
A-1220 Wien
www.oege.at

Schweizerische Gesellschaft für Ernährung
Schwarztorstrasse 87
Postfach 8333
CH-3001 Bern
www.sge-ssn.ch

LINKS

www.was-wir-essen.de/hobbygaertner/rund_um_den_garten_gaertnern_in_der_stadt_essbare_blueten.php
Informationen vom aid infodienst zum Thema »Blütenpracht für den Gaumen«.

www.waszuessen.de
Eine Fastfood-Kalorien-Tabelle zum Abgewöhnen.

www.lebensmittelklarheit.de
Informationen für Verbraucher rund um gesunde, sichere Lebensmittel.

www.sportprogesundheit.de
Hier finden Sie Bewegungsangebote in Ihrer Nähe.

www.zugutfuerdietonne.de
Informationen zum Mindesthaltbarkeitsdatum und mehr.

SACHREGISTER

REZEPTE

Frühstück

Salate

Suppen

Geflügel

Fleisch

Fisch & Meeresfrüchte

Gemüse/ Gemeüsebeilagen

Süßes

Paleo-Basics

Maßeinheiten

Hier finden Sie die gängigen Abkürzungen aus unserem Rezeptteil:

TL = Teelöffel
EL = Esslöffel
ml = Milliliter
l = Liter
Msp. = Messerspitze
g = Gramm
kg = Kilogramm

IMPRESSUM

Projektleitung: Monika Rolle
Lektorat: Helga Thamm, Irsee
Umschlaggestaltung und Innenlayout: independent Medien-Design, Horst Moser, München
Herstellung: Petra Roth
Satz: Longo AG, Bozen
Repro: Longo AG, Bozen
Druck und Bindung: Firmengruppe Appl, aprinta Druck, Wemding

Fotoproduktion:
Alexander Walter, Baiern (Umschlag)
Jörn Rynio, Hamburg (Foodfotografie/Rezepte)

Weitere Bilder:
Fotolia: S. 64, 118. Hilbich, Synje: Klappe hinten. iStockphoto: S. 127, 129, Polaroidrahmen (S. 2,41, 47, Klappe hinten). D. Lennert, Privatarchiv: S. 4. Picturepress: S. 44. Shutterstock: alle Schiefertafelhintergründe, zudem S. 71, 79, 116, 137. SPL/Agentur Focus/Pascal Ghoetgheluck: S. 6.

Illustrationen:
Wenran Xu, Hamburg

Syndication: www.jalag-syndication.de

ISBN 978-3-8338-4297-9

1. Auflage 2015

Die GU-Homepage finden Sie im Internet unter www.gu.de

www.facebook.com/gu.verlag

Wichtiger Hinweis:
Alle Ratschläge und Rezepte in diesem Buch wurden von der Autorin sorgfältig recherchiert und in der Praxis erprobt. Dennoch können nur Sie selbst entscheiden, ob und inwieweit Sie diese umsetzen können und möchten. Lassen Sie sich in allen Zweifelsfällen zuvor durch einen Arzt beraten. Weder Autorin noch Verlag können für eventuelle Nachteile oder Schäden, die aus den im Buch gegebenen praktischen Hinweisen resultieren, eine Haftung übernehmen.

QUALITÄTS GU GARANTIE

Liebe Leserin, lieber Leser,

haben wir Ihre Erwartungen erfüllt? Sind Sie mit diesem Buch zufrieden? Haben Sie weitere Fragen zu diesem Thema? Wir freuen uns auf Ihre Rückmeldung, auf Lob, Kritik und Anregungen, damit wir für Sie immer besser werden können.

GRÄFE UND UNZER Verlag
Leserservice
Postfach 86 03 13
81630 München
E-Mail:
leserservice@graefe-und-unzer.de

Telefon: 00800 / 72 37 33 33*
Telefax: 00800 / 50 12 05 44*
Mo–Do: 8.00–18.00 Uhr
Fr: 8.00–16.00 Uhr
(gebührenfrei in D, A, CH)*

Ihr GRÄFE UND UNZER Verlag
Der erste Ratgeberverlag – seit 1722.

GRÄFE UND UNZER

Ein Unternehmen der
GANSKE VERLAGSGRUPPE